生活馆

ZUO ZIJI DE
YINGYANG
YISHENG

做自己的

营养医生

陶红亮 吕双喜 主编

郑州大学出版社
郑州

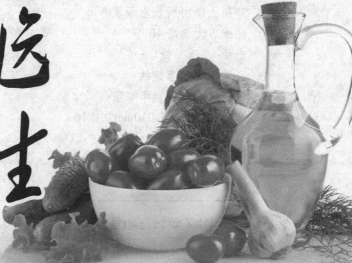

图书在版编目(CIP)数据

做自己的营养医生/陶红亮,吕双喜主编. —郑州:
郑州大学出版社,2014.2
ISBN 978-7-5645-0967-5

Ⅰ.①做… Ⅱ.①陶…②吕… Ⅲ.①营养学—基本知识
Ⅳ.①R151

中国版本图书馆 CIP 数据核字(2013)第 209302 号

郑州大学出版社出版发行
郑州市大学路 40 号   邮政编码:450052
出版人:王 锋   发行部电话:0371-66658405
全国新华书店经销
河南省天和彩彩印有限公司印制
开本:710mm×1 010mm 1/16
印张:12
字数:182 千字
版次:2014 年 2 月第 1 版   印次:2014 年 2 月第 1 次印刷

书号:ISBN 978-7-5645-0967-5 定价:28.00 元
本书如有印装质量问题,请向本社调换

编委名单

主　编　陶红亮　吕双喜

编　委　（以姓氏笔画排序）

马九堂　王晓毅　王媛媛　叶永中　朱官军

刘　毅　苏文斌　李　宏　杨谐挺　何　珑

张　萍　张卫东　张雪莲　郑燕彬　赵群丽

闻雪珠　贾卫林　陶　萍　崔召贵　窦丛坤

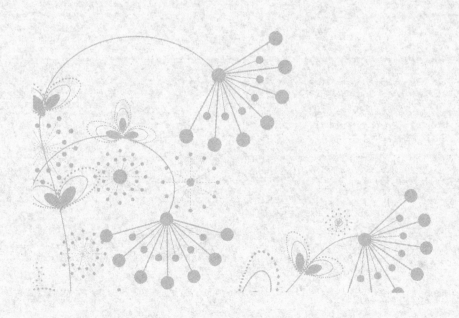

内容提要

    人一辈子都离不开食物,俗话说:"药补不如食补。"食物是最好的药物。因此,做自己的营养医生,不要将自己的健康全权托付于医生,更不应该只依靠药物来包治百病。要自己掌握健康的金钥匙,通过营养膳食来调理身体。健康长寿从预防开始,而疾病的预防需以合理的饮食为发端。

    本书共分八章,从日常饮食习惯、四季食谱、饮食排毒、防病健身、营养细节等方面入手,教会大家科学搭配饮食,根据不同食材的食用价值,利用饮食巧妙排毒,规划符合自身的营养食谱,将健康掌握在自己的手中。本书旨在令读者成为营养膳食的能手,学会平衡膳食,做自己健康的主导,从而健康快乐100岁,每天都有好心情。

    最好的医生是自己,最好的药物是饮食。《做自己的营养医生》带你认识营养素的基本价值,激发你对食疗的兴趣,从而开启通达健康之路的大门。

前言

　　根据权威统计显示，我国居民的平均寿命已在 70 岁以上，但是与挪威等发达国家居民的平均寿命相比，我国居民总体健康寿命偏低。让我国居民有一个健康的身体与幸福的生活，任重而道远。随着经济水平的发展，人们可选择的食物种类越来越多，菜肴的制作越来越精美，人们摆脱了"食不果腹，衣不蔽体"的蛮荒时代，轻易就能见到或品尝到山珍美味，人们的健康状况却不乐观，各种各样的疾病在人们身边出现。如肥胖症、高血压、高血脂、糖尿病、心脑血管病等疾病，被人们称为"富贵病"，日渐困扰着大家的生活。科学发展了、医疗改善了、生活提高了，这类"富贵病"却有增无减，也许你不禁会问，这到底是怎么了？

　　实际上，这主要是饮食出现了不合理、不平衡的现象。所谓的营养不平衡，既可能是营养不良也可能是营养过剩。平衡的营养是健康的基本保障，而合理膳食又是平衡营养的根本之道。为了帮助人们合理膳食，正确挑选和搭配食物，促进人们改变日常饮食观念，增强体质，减少病毒和毒素对人体的侵害，降低各类疾病发生的风险，我们编写这本《做自己的营养医生》供人们参考，为人们日常生活提供全面而实用的膳食指南。

　　人体代谢离不开营养，进食使人体获得足够的能量和必需的营养元素，人体机能才能正常运转。人体到底需要那些元素？众多的营养元素，对人体都有什么特别的作用？倘若缺少了这些营养素，身体又会出现什么异常状况？本书前两章将带大家认识人体代谢的基础物质——营养元素开始，让读者清楚了解营养元素对人体健康的重要性，并且教会大家如何科学搭配饮食，如粗细搭配、冷热搭配、酸碱搭配等，避免因不科学的饮食而导致疾病，开启健康饮食的养生之旅。

　　食物是营养的来源，而日常饮食犹如一把双刃剑。良好的饮食习惯是营养膳食的基础，只有清清楚楚地知道不同食物的营养价值，做到合理安排日常的饮食，方能摄取均衡而丰富的营养。若盲目进补，即便吃再多的食物，可能仍无法满足人体需要的营养素。而且，错误的饮食方法，往往是人体致病的原因。如日常饮食要注意颜色搭配，从食物颜色上来划分，可分为清新的绿色食物、雅致的白色食物、色素众多的黄色食物以及能量十足的红色食物，只有合理地搭配，均衡地食用，才不会导致营养缺失或过剩，从而建立起一道健康的屏障。

良好的饮食习惯还需要做出恰当的选择，清楚什么样的食物该吃，什么样的食物不该吃，知道日常饮食的"宜"与"忌"，才能够避免不健康的饮食给自己带来致命的危害。本书第八章向大家详细介绍如何从饮食的细节入手。很多人都知道，营养在于细节，细节决定成败，细节成就健康。而在日常生活中，饮食细节更容易受到人们的忽视。如一日三餐的主食和副食的补充，每顿餐前饭后水果、茶饮的进食顺序，空腹进食和过烫饮食的危害，以及日常食物的选购等等。如果忽视了健康饮食的细微之处，长此以往，极有可能导致疾病缠身。重视细节，以吃出营养，更吃出健康。

在日常生活中，存在着丰富多样的食物，从山珍海味、鲍鱼龙虾，到一茶一饭、一汤一水。可以说，每一种食物都有其自身的存在价值，作为烹饪美味佳肴的原材料，如常见的橘皮，当你在吃橘子时，将橘皮存积起来，以后就能成为厨房烹饪的极佳调味食材。实质上，还有许许多多的东西，当我们学会利用它们的食用价值，便可以变废为宝，让你真正享受厨房中的人生美味。

毒素是百病的根源。如今，由于滥用食品添加剂、空气污染等，人们生活的环境越来越差，以致健康状况越来越糟，长期弥漫在空气中的毒素，加上自身聚集的毒素，便秘、色斑、痔疮等困扰很多人，饮食排毒成为人们必修的课程。因此，我们教会大家通过观察身体信号来识别毒素的存在，且知道如何利用饮食巧妙排毒，从而无毒一身轻，健康100分。

人一生生老病死，正如花开花落，一切是那么自然。有的人健康长寿，活到100多岁仍能生活自理，而有的人很早就染上顽疾，如心脏病、高血压、癌症等，最终只得接受药不离身甚至英年早逝的事实。这是为什么呢？我们应该知道，运动锻炼有助于强身健体，良好的心态有助于延年益寿，在此基础上，搭配合理的营养膳食，便可使生命更健康更长久。

俗话说："药补不如食补。"食物是最好的药物。做自己的营养医生，不要将自己的健康全权托付于医生，更不应该觉得药物能包治百病。要自己掌握健康的金钥匙，通过营养膳食来调理身体。健康长寿从预防开始，而疾病的预防须以合理的饮食为基础。《做自己的保健医生》不能使你成为医学专家，却可以让你成为营养膳食的能手。学会平衡膳食，做自己健康的主导，每天都有好心情，健康快乐100岁。

编　者
2013 年 7 月

目录

第一章　合理营养，把健康紧握手中

个性鲜明的维生素家族 ………………………………………… 2

三大营养素供给生命能量 ……………………………………… 4

察"颜"观色，识别营养不良 …………………………………… 7

水是生命存在的源泉 …………………………………………… 9

造成身体不健康的原因 ………………………………………… 12

营养缺乏致使免疫力下降 ……………………………………… 15

第二章　平衡膳食，科学搭配更安全

营养均衡，须科学搭配 ………………………………………… 19

好的烹调让食物更营养 ………………………………………… 21

常食但不合理的饮食搭配 ……………………………………… 24

维系人体健康的微量元素 ……………………………………… 27

膳食纤维，人体"清道夫" ……………………………………… 29

优质蛋白增添生命活力 ………………………………………… 32

第三章　饮食好习惯，会吃才能保健康

饮食好"色"，更加健康 ………………………………………… 36

食用番茄，皮也有营养 ………………………………………… 38

秋季鲜藕，最好熟食 …………………………………………… 41

苦丁茶饮，不能乱喝 …………………………………………… 43

营养豆浆，禁忌不少 …………………………………………… 46

要"管住"自己的嘴巴 …………………………………………… 48

方便食品也能吃出营养 ………………………………………… 50

安神养气的饮食 ………………………………………………… 53

第四章　四季食谱，顺应四时好养生

春季多食嫩笋佳肴 ……………………………………………… 57

春韭助你增强免疫力 ······················· 59

采食野菜,应该具备基本的常识 ················· 62

夏日炎炎,清热祛暑 ······················· 64

夏日"空调病",姜汤来防治 ··················· 66

夏季饮食,宜淡不宜腻 ····················· 68

夏季防胃病,重点在调理 ···················· 70

秋季食润肠食物防便秘 ····················· 73

调整内分泌,防治妇科病 ···················· 75

冬季血糖高,严控糖尿病 ···················· 77

冬季防治手脚冰凉有妙方 ···················· 79

第五章 美味食材,厨房里的俏宝贝

辛香茴香,补肾又护胃 ····················· 83

半个猕猴桃,营养够全天 ···················· 85

百年陈皮,犹如药中贤妻 ···················· 87

橘皮做调料,营养又开胃 ···················· 89

红薯是保健防病的妙药 ····················· 92

吃香菜,把根留住才养心 ···················· 94

要补"阳光"请吃香椿 ······················ 96

防治溃疡病,茄子来帮忙 ···················· 98

第六章 饮食排毒,体内无毒更轻松

关注健康,谨防身体有毒 ···················· 102

完美排毒要掌握黄金时间 ···················· 104

营养蔬菜,排毒又养颜 ····················· 106

果蔬汁给你完美肌肤 ······················ 109

白开水是最佳排毒饮品 ····················· 111

让养颜饮品清理毒素 ······················ 113

美味花茶,喝出好气色 ····················· 116

吃水果,清理体内毒素 ····················· 118

第七章 防病保健,身体健康全靠养

血压偏高,食疗来降 ······················ 122

神经衰弱,都市人的顽疾 ···················· 124

健康饮食,远离高血脂 ····················· 127

冠心病患者的营养锦囊 ……………………………… 129

中老年人谨防骨质疏松 ……………………………… 131

调整便秘有良"食" ………………………………… 134

防癌治癌的饮食之道 ………………………………… 136

巧妙饮食摆脱重重"胃"机 ………………………… 139

感冒患者的饮食调理 ………………………………… 142

蛋白质的摄取很重要 ………………………………… 143

口腔溃疡患者的饮食疗法 …………………………… 144

营养饮食降低脂肪肝 ………………………………… 147

糖尿病患者的饮食疗法 ……………………………… 149

月经不调,饮食来调理 ……………………………… 151

消化系统疾病的饮食疗法 …………………………… 154

第八章 营养细节,日常饮食巧安排

小小调味品,隐藏大学问 …………………………… 158

不吃早餐的"七宗罪" ……………………………… 160

每顿七分饱,健康缓衰老 …………………………… 163

细嚼慢咽是饮食健康之本 …………………………… 165

不宜空腹食用的食物 ………………………………… 167

延年益寿少不了的食物 ……………………………… 170

饭后走动有诀窍 ……………………………………… 172

营养进食,须有条不紊 ……………………………… 174

饮食太烫,身体易"受伤" …………………………… 177

第 一 章
合理营养,把健康紧握手中

　　著名养生专家于康认为,营养到,健康到。人体的代谢离不开营养素,包括蛋白质、脂肪、无机盐等。只有营养素的供给与人体需求相平衡,才能够维系人体健康。营养缺失便会失去自身免疫的屏障,受到毒素与病菌的侵袭。丰富多彩的饮食是维持人体营养平衡的先决条件,营养来支撑,健康长寿才能水到渠成。

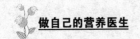

❋ 个性鲜明的维生素家族

维生素有一个庞大的家族,它们各司其职,个性鲜明,共同构成维生素大家庭。虽然维生素没有蛋白质的活性功能,也没有脂肪和糖类的能量,但如果没有维生素,人体机能就会出现异常,甚至中断。

人体需要的维生素量比较小,往往以克或者毫克计算,因为人体本身不能合成维生素,只能从食物中获取。维生素在食物中的含量较低,且容易流失,因此,有不少人因为饮食习惯造成维生素的摄入不足,从而引发脚气病、佝偻病、夜盲症等维生素缺乏症。认识到维生素的重要性,那就让我们先来分析其庞大的家族成员。

维生素 A:保护视力和角膜

维生素 A 化学名称叫作视黄醇,它是构成视觉细胞内感受弱光物质的原材料,对人的暗视觉有重要的影响。倘若维生素 A 的摄入量不足,或者由于视觉细胞内感光物质大量消耗,便会导致体内的维生素 A 供不应求,从而导致夜间视力衰退,假如不及时采取治疗措施,极容易引发夜盲症。另外,维生素 A 是维持上皮组织的重要物质,若缺乏维生素 A,会引发眼干燥症、角膜软化或角膜溃疡,严重的情况下,很有可能出现角膜穿孔而失明的状况。

长期从事夜间工作的人群,或者是使用精密仪器的人群,需要有良好的视力,因此需要保护好自己的视力,而保证摄入足够维生素 A,是维持良好视力的重要前提。尤其是处于高寒、高温极端天气下生活工作的人群,更应该补充足够的维生素 A。

B 族维生素：增进免疫系统和神经系统功能

维生素 B_1 又称硫胺素。人体对维生素 B_1 的需求量不大，通常每天只需要 2 毫克左右即可。但又不能缺少这种元素，倘若维生素 B_1 缺乏，往往会出现"脚气病"，这和人们常见的脚臭有很大的差异，这种疾病会更加严重。因缺少维生素 B_1 的人，往往会出现头昏脑涨、食欲下降等症状。若不及时补充维生素 B_1，便会发展成为干性脚气病或湿性脚气病。

诸多食物都含有维生素 B_1，如谷类、豆类、坚果类、瘦肉类以及动物的心、肝、肾等当中。其中谷类的表皮部分含量最高，因此，多食用上述食物，能够增强神经系统功能。

维生素 B_2，又名为核黄素。该物质的颜色呈黄色，所以，人们在食用核黄素制剂以后，排尿的颜色会变得很黄。有研究表明，每人每天摄入 2 毫克左右的维生素 B_2，便可以满足需要。若人体缺乏维生素 B_2，会造成诸多不良影响，其中最常见的是出现"烂嘴角"。在人们的传统认识中，每当出现"烂嘴角"的情况，往往会用绿豆汤来祛暑、降火，但这种情况很多时候是由于维生素 B_2 不足造成的。当体内严重缺乏维生素 B_2 时，是很容易发生结膜炎、眼睑炎、角膜性血管增生等疾病的。

维生素 C：需求量最大的维生素

维生素 C 是人们最熟悉的维生素种类，外观为无色晶体，因为其能够防治坏血病，又被称为"抗坏血酸"。什么叫作坏血病呢？它属于严重缺乏维生素 C 而导致皮、黏膜下出血的疾病。若出现了坏血病，容易疲劳、皮肤干燥，而且牙齿容易松动或脱落，严重的情况下会导致内脏大出血，最终导致死亡。

维生素 C 是人体需求量最大的维生素，每人每天需要量要不少于 60 毫克，维生素 C 主要来自于新鲜的蔬菜和水果，因此，要多食用青菜、韭菜、菠菜、花椰菜等食物。另外，新鲜水果，特别是柑橘类水果当中，含有较多的维生素 C。

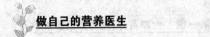

维生素 D:强身壮骨的好因子

维生素 D 为固醇类衍生物,具抗佝偻病作用,又称抗佝偻病维生素。维生素 D 家族成员中最重要的成员是维生素 D_2 和维生素 D_3。维生素 D 的家族成员均为不同的维生素 D 原经紫外线激活后的衍生物。

维生素 D 缺乏会导致少儿佝偻病和成年人的软骨病。症状包括骨头和关节疼痛、肌肉萎缩、失眠、紧张以及痢疾、腹泻。它被用来防治儿童的佝偻病和成人的软骨病、关节痛等。患有骨质疏松症的人通过添加适量的维生素 D 和镁可以有效提高钙离子的吸收。

维生素 E:强效的抗氧化剂

维生素 E 属于脂溶性维生素,又称生育酚,是最主要的抗氧化剂之一。溶于脂肪和乙醇等有机溶剂中,不溶于水,对热、酸稳定,对碱不稳定,对氧敏感,油炸时维生素 E 活性会明显降低。

维生素 E 和其他脂溶性维生素不一样,在人体内贮存的时间比较短,这和 B 族维生素、维生素 C 一样。医学专家认为,维生素 E 常用口服量应为每次 10 ~ 100 毫克,每日 1 ~ 3 次。一般饮食中所含维生素 E,完全可以满足人体的需要。因此,老年人长期服用维生素 E 不仅是不需要的,而且是不安全的,还能产生副作用。

❀ 三大营养素供给生命能量

能量是生命体证得以存在的基础,不论医疗技术如何先进、药物的疗效如何神奇,都不能替代营养对生命的作用。人体需要的能量,基本都需要从食物中获取。因此,平时一定要合理膳食,保证充足的能量。

现代医学研究显示,人体的正常运转,需要多种营养素,一部分由自身合成,而另一部分需要从外界获取。经过专家的统计划分,人体需要的元素可分为七大类:蛋白质、脂肪、糖类、无机盐(矿物质)、维生素、水以及纤维素。其中蛋白质、脂肪、糖类是非常重要的三大营养素,能够给生命"供热"。

脂肪是产生能量的高手

脂肪是储存与供给能量的主要营养素。相同数量的营养素中,脂肪是产生能量最多的营养素,1 克脂肪能够在体内产生约 38 千焦的能量,比蛋白质和糖类产生的总能量还要多。脂肪是人体器官和组织的重要组成部分,机体细胞膜、神经组织与激素等的构成都需要它。

脂肪作为热的不良导体,皮下脂肪可以减少体内热量的散失,从而起到保暖隔热的作用。同时,脂肪能够阻止体外的热量侵袭体内,从而实现人体内部温度的稳定;能够保护内脏、关节以及其他身体组织;脂肪是脂溶性维生素的良好溶剂,能促进人体对脂溶性维生素吸收,倘若脂肪的摄取不足,容易导致脂溶性维生素的缺乏。

脂肪分为动物与植物来源的脂肪,都是生命必需的能量,应该搭配供应。在每天的生活中,脂肪供热量应该占总热量的 20% 左右。脂肪是组成生物体的重要成分,如磷脂就是构成生物膜的重要成分。

人体必需脂肪酸与脂溶性维生素,可以由脂类物质来提供。类固醇类物质如维生素 A、维生素 D、维生素 E 等,还有胆酸和固醇类激素,它们都具有营养、代谢与调节的功能。有机体表面的脂类物质,能够避免机械损伤,具有保护人体内部器官的作用。脂类作为细胞的表面物质,与细胞识别、种族特异性和组织免疫等有密切关系。

蛋白质是生命存在的基础

蛋白质是维持生命必需的营养元素,在人体当中存在着种类繁多的蛋白质,它们各自发挥着自身独特的生理功能。众所周知,细胞构成了人体的各个组织和器官,而细胞的主要成分是蛋白质。机体的生长发育和组织的修补,需要蛋白质不断提供原料,因此,人体每天需要摄入 60 ~ 80 克蛋白质,才能满足人体需要。正处于生长发育的人,若体内蛋白质长期供应不足,会出现体重下降、发育迟缓等情况,严重者会导致发育停滞。

蛋白质具有调节人体生理功能的作用。人体的新陈代谢活动需要酶作为催化剂,若没有酶参与反应,生命活动就难以持续。人体内的很多激素,如胰岛素、生长素等对人体的生长发育有重要作用。

另外,蛋白质是遗传基因的主要物质基础。在遗传中占据重要地位的核蛋白、DNA等物质,都是由蛋白质参与合成的。蛋白质有着运输营养物质的功能,它负责使细胞间液进入血液系统,使血液进入小血管,从而给细胞提供营养。蛋白质还能够调节水盐代谢与酸碱平衡。在人们极度缺乏蛋白质的时候,水便会回到血管当中,从而滞留在细胞间液,由此引起水肿。

蛋白质来源于食物,如肉、蛋、奶以及豆类均富含大量优质的蛋白质,应该多进食富含蛋白质的食物,以便身体有充足的能量。但是在食用时要合理搭配,如动物和植物平衡搭配、多类食物进行搭配,此外,还要遵循不过量供给的原则。总之,在日常生活中,要尽量凭借糖类和脂肪提供能量,避免蛋白质被过度利用,从而让蛋白质发挥更加重要的功能。

糖类是能量的来源

糖类曾称碳水化合物,在人们的认识中,糖类经常被视为血糖的制造者。其实,糖类是为生命活动提供能源的主要营养素,是生命中必不可少的部分。糖类由碳、氢、氧三种元素构成,按照结构划分,可以分为单糖、双糖与多糖。

单糖是最简单的糖类,如果糖、葡萄糖等,这类食物味道比较甜,遇水以后会快速溶化,因此,含有这类糖的食物进入人体,只需在消化液的作用下,便会分解成能为人体所用的营养成分。

所谓的双糖,实际是两个单糖结合经缩合反应后脱去一个分子的水而形成的,如蔗糖、乳糖、麦芽糖等都属于双糖。双糖与单糖一样,属于易溶于水的糖类,能为人体大量提供能量,因此肥胖者或者糖尿病患者不宜过多食用糖。

在糖类中,还有一种叫作多糖的糖类,包括纤维素、半纤维素、果胶、木质素等。它们均属于不能被人体吸收的糖类，但同样有不可忽视的作用。非水溶性纤维素经过肠道，能够刺激消化液的产生，同时增强肠道蠕动功能，有助于排便、排毒。

糖类广泛存在于米、面、薯类与豆类当中，而这些食物在生活中都很常见。这类食物每日提供的热量应占总热量的 60% ~ 65% 为宜。除供能外，它还促进其他营养素的代谢，与蛋白质、脂肪结合成糖蛋白、糖脂，组成抗体、酶、激素、细胞膜、神经组织、核糖核酸等具有重要功能的物质。

❀ 察"颜"观色，识别营养不良

古代中医用望、闻、问、切的方式诊断病情，所谓"望"，就是观察面相肤色，从头到脚都注意观察，不同的身体部位发出不同健康状况的信号。如面部肌肤红润、光泽细腻而且富有弹性，说明人体比较健康，营养供给充沛。

有研究表明，人们能够根据身体外表的状况来了解自己身体的状况。对于营养不良的人而言，身体没有足够的能量，内部的自然平衡就会被打破，身体的代谢就会失调，各个脏器的机能下降，人体内的病变就会表现在外表上，从头到脚都能看出一些端倪，如头发、唇部、指甲等，它们都是人体健康状况的晴雨表。

食欲缺乏、消化不良

若出现食欲缺乏的状况，可能是体内缺乏维生素，特别是维生素 B_1 不足。此时，应该进食富含维生素 B_1 的食物，如谷类、糙米、麸皮以及全麦麦片等。进行营养补充时，在主食的调配方面，一定要注意粗细搭配，尽量不要经常进食精米、精面类的食物，以避免体内维生素 B_1 受到过度消耗。在用大米煮饭时，不要过分浸泡、淘洗大米；若想使用大米煮粥，不要在粥里放碱；

若制作其他菜肴,宜采用蒸或煮的烹调方式,可以大大减少对维生素 B_1 的破坏。

头发干燥,脱发断发

当体内某些营养缺乏时,头发会变得干燥,发丝变细,而且容易脱发或者断发。这应该是缺乏能量、蛋白质、脂肪酸以及微量元素锌。出现上述状况,可调整日常饮食以及时补充营养。每天保证 150 克瘦肉、1 个鸡蛋、250 毫升牛奶,能够获取大量的优质蛋白质,同时能够增加必需脂肪酸的摄入。海鱼多富含锌元素,每周进食 3 次左右的海鱼,有条件的可以多进食一些牡蛎,能够及时补充微量元素锌。

夜间视力降低

夜间视力下降往往是缺乏维生素 A 的征兆。倘若不及时补充营养,极容易转变为夜盲症,引起眼角膜干燥、溃疡等。含有维生素 A 的食物很多,如胡萝卜与猪肝,增加这类食物的摄入,能够补充足够的维生素 A,特别是来源于动物形式的维生素更容易被人体吸收。需要注意的是,维生素 A 属于溶解于油脂而不溶解于水的维生素,所以,用油烹饪比生吃胡萝卜更容易吸收到维生素 A,更加有营养。

口角干裂,红肿发炎

口角的异常能显示出营养信号。倘若口角发红,长期干裂,出现开裂、脱皮的状况,并且口唇和舌痛,极可能是由于缺乏营养而患上了口角炎。口角炎长期得不到有效治疗,容易引起口疮和淋巴结炎。人患口角炎,绝大多数是缺乏铁质和维生素 B_2 以及维生素 B_6。当维生素 B_2 与维生素 B_6 不足时,人容易出现贫血,会影响身体的正常发育。

针对这种情况应该多进食菠菜等绿叶蔬菜,还可以多食用西红柿、柑橘等瓜果;在肉食方面,要多进食猪肉、牛肉、肝脏等。此外,服用维生素片是补充营养的有效途径,可适时补充服用 B 族维生素片与维生素 C 片。

牙龈发炎,时常出血

牙龈发炎可能是维生素 C 不足。在人体需要的营养中,极容易缺乏维生素 C,即便在诸多食物中都含有维生素 C,但这种元素需要苛刻的生存条件,不适宜的光线和温度,还有不恰当的储存和烹调方式,都会导致维生素 C 受到损害或流失。因此,每天需要进食足够的新鲜蔬菜、水果,通常而言,每人每天需要进食 500 克左右的蔬菜、3 个水果。在蔬菜的烹调方面,应当热炒与凉拌相互搭配。富含维生素 C 的食物很多,主要存在于植物性食物中,以新鲜的蔬菜与水果最常见,蔬菜有辣椒、菠菜、西红柿等,水果如橘子、橙子、酸枣等。此外,动物性食物也有少量的维生素 C,常见于动物的肝脏和肾脏。因而,饮食除了粗细搭配,还应荤素搭配。

鼻部脱皮,嗅觉减退

鼻子对于人体营养的信号指示,主要有两个方面:首先是鼻子的外表具有指示作用。例如鼻子的两边发红,皮肤表面较油腻,而且还出现脱皮的现象,通常是缺乏锌元素。绝大多数食物中都含有锌,因此,正常情况不会出现缺锌的现象,往往是偏食、挑食的人容易出现。其次是鼻子嗅觉对营养的指示作用。当人体缺乏锌元素时,会出现嗅觉敏感度下降的状况。在日常饮食中,尽可能多搭配食用贝壳类食物,如扇贝、牡蛎等,能够帮助人体获取足够的锌元素。同时多食用豆类或红色的肉类,也是补充微量元素锌的重要途径。此外,服用含有锌的复合维生素营养丸,也是获得锌元素的直接方法。

❀ 水是生命存在的源泉

水是地球上常见的物质,是生命存在的重要资源,也是构成生命的重要部分。在地球生命的生存和演化过程中,倘若离开了水,一切生命活动都难以进行。水能够溶解多种营养物质,在人体的营养代谢中,无处不体现水对人体的重要性。

在人体所有的营养素中,水是最重要的基础物质,不管是体温的调节、血液的循环,还是人体对营养的吸收,所有的活动都需要水的参与。倘若人体没有足够的水分,血液的黏度会大大增加,致使血液循环不通畅,各器官不能保证有充足的养分,且人体中的毒垃圾难以及时清除,使得肾脏和肝脏的负担加重。可见,人体的各种代谢,以及一切生理活动,均离不开水。

水在人体中所占的比例

水是由氢、氧两种元素构成的无机物,占到人体体重的2/3左右。任何生命的存在,都与喝水有着密切的联系。

水在人体中主要起到润滑和稀释的作用,同时,水中还有诸多的微量元素,这也是人体必需的元素群。在人体当中,每一个器官都需要水分的滋润:在血液与肾脏中的水占83%左右,心脏里的水分占80%左右,肌肉里的水分占76%左右,脑部的水分占75%左右,肝脏中的水分占68%左右,骨骼中的水分占22%左右。根据医学调查显示,青年人的体内,细胞当中含有42%左右的水分,老年人的细胞中仅仅占到33%左右,当体内的水分不足,肌肉组织会逐渐萎缩,从而使皮肤表面产生皱纹。因此,不难看出水分的缺乏是人体衰老的重要原因。

此外,随着年龄增大,人体中的水分急剧下降。骨骼关节当中的囊液和浆膜液减少,加剧器官之间的摩擦,导致肢体不灵活,甚至容易受损、骨折。水分在体内以眼泪或唾液的形式存在,也能起到润滑剂的作用。

水的基本生理功能众多

水对人体生理功能的作用是非常强大的,总体来说,可以归结为以下五个方面。

1. 水是体液的主要构成物质

水在不同的器官中以不同的体液形式存在,如在组织中便是组织液,在管道中便以血液或血浆的形式存在，可见，水是体液存在的保障。

2. 参与人体的各种代谢

生命要存在，必须时刻进行新陈代谢，这需要水的参与才能完成。水参与肌体吸收营养，促进对食物的消化、排出毒素、调节体内酸碱平衡。

3. 水是消化液的主要构成

在人体对食物的消化过程中，需要器官分泌出消化液，这些消化液包括唾液、胃液、胰液、肠液等，其水分总量达到了90％以上。因而，人们进食后摄取的营养，水的作用功不可没。

4. 水是输送营养和废物的介质

作为人体化学反应的介质，水起到输送各类营养素的载体作用，如血液运送氨基酸、葡萄糖、氧气等到达身体各部位，同时将尿素、尿酸等代谢废物运往肾脏及时排出。

5. 保持体温相对恒定

当人在食用含有糖类、脂肪和蛋白质的食物以后，这些食物在水的作用下产生反应，从而为人体提供热能，保持人体温度相对稳定。而在炎热的夏天，人多喝水，能够帮助热量以汗液的形式排出，以免体温过高。

饮水存在的四大误区

1. 水纯净度高会更好

众所周知，纯净水呈弱酸性，但人的体液为碱性，若长期饮用弱酸性水，酸碱会在体内发生中和反应，破坏人体代谢平衡。普通的泉水中，通常含有各种无机盐，而纯净水则缺乏这些微量元素，容易导致人体酸碱失衡。

2. 喝水只为解渴

水看似常见而普通，实则有强大的保健功效。适当多饮水，可以稀释糖类、蛋白质、无机盐等营养物质，有助于人体吸收。因此，不要等到口渴才喝水，应养成适当多饮水的习惯。

3. 水中的无机盐都有益

有很多人误以为，水中的无机盐含量越高就越好。目前，市场上的很多矿泉水，往往片面强调无机盐的营养价值，这其实是误导消费者。如碘这种物质,若在水中的含量过高,就容易导致碘中毒。

4.饮料当饮用水喝

饮料味道甘甜,受到很多人的喜爱。但是,由于饮料中含有高糖分和高热量,对肥胖者而言,长期饮用此类饮料,会加剧肥胖。同时,碳酸性饮料中含有咖啡因,过量饮用会加速排尿,导致人体水分不足。

喝水应注意以下几点

1.烧开水时要彻底煮沸

沸腾以后,坚持再烧3~5分钟,但是不应过长,以免产生亚硝酸盐。

2.在晚上睡觉之前,最好喝少量的水

以免经过漫长的一夜使体内水分不足。若患有心脑血管病,多喝水能够一定程度上避免心肌梗死的危险。早上起床之后,喝适量的水能够促进血液循环。每天要保证饮水量,有统计显示,每天饮用超过5杯水的人群,大大降低因冠心病致死的概率,其中女性降低41%左右,男性降低54%左右。

3.饮水的温度要适中

不要饮用太烫或太凉的水。若水太烫,容易导致口腔和食道黏膜损伤,致使口腔溃疡,严重者会诱发口腔癌和食管癌。相反,长期饮用太冷的水,会影响胃肠的消化功能。

❊ 造成身体不健康的原因

传统观念认为,健康等同于没有疾病。其实,健康包括身体健康、心理健康等多方面,而且影响因素有外在的环境因素和内在的体质因素。对于人的整体健康,身体健康是基础,若健康状况出现问题,首先要从自身的饮食营养方面去寻找原因。

有句话说身体是革命的本钱,这充分说明了健康的重要性。若人没有

强健的体魄，那么，所有的金钱、名誉、地位都不复存在。唯有拥有健康的身体，生活才会有保障。关注健康，从关注日常的饮食开始。

不健康的生活方式

生活方式，是对人的日常各种活动的总称，包括生活态度、生活水平以及惯常行为。对日常饮食而言，不健康的生活方式很多，如长期一日三餐无规律，长期抽烟、喝酒，长时间挑食、偏食，导致营养不良。无论是哪种不健康的生活方式，都具有潜在性、累积性与广泛性的危害，影响都是不可忽视的。不良的生活习惯和生活方式，往往是心脏病、中风或癌症的致病根源，因此，人们也习惯将这类因生活方式引起的慢性疾病叫作"生活方式病"。

不良的日常饮食习惯

医学调查表明，心脑血管疾病、高血压、高血脂、肠道疾病甚至癌症，往往都与不良饮食习惯和不合理膳食有着密切联系。这些疾病为非传染性，但是会严重妨碍自身及家人的日常生活。在中国，人们将高血压、肥胖症等疾病称为"富贵病"。不难看出，诸多疾病都和人们经济生活的变化有关系，在生活水平提高以后，人们养生保健的观念并没有跟上，因此就出现了很多因不良的生活习惯而导致的疾病。

有西方国家统计，当经济水平刚刚达到温饱线的时候，人们的营养变得丰富，日常进食量也大幅增加；当经济水平进一步提升，但未达到富裕的程度时，在食物结构当中，基本以高糖、高脂肪和高能量的食物为主，长期食用这类食物，容易引起高血压、心脏病等，甚至引起肿瘤的恶变，从而患上癌症。

体内过多的毒素堆积

目前，很多地方的环境污染相当严重，特别是工业污染以及滥用农药，给人们的日常饮食带来了极大的危害。人们为了使蔬菜、水果避免虫害，往往会给果蔬打农药，农药残留在其中，人进食以后身体就会受到损害。另外，在市场上销售的很多食品当中，商家为了使商品更容易保存，往往在食物中添加防腐剂,过量的防腐剂甚至能够致癌,严重危害人体健康。

当人们长期生活在空气受到污染的环境中,毒素便容易通过呼吸在人体内积聚,时常出现头晕、记忆下降、面部色斑、舌苔变黄等症状,长此以往,会产生诸多慢性疾病,甚至会中毒而危及生命。有营养学家研究发现,当人超过 24 小时不排便,肠道中的毒素含量会急剧升高,等同于吸三包烟产生的毒素,因此,要深刻认识到毒素对身体的危害性。

营养元素摄入的不均衡

人体由众多的细胞构成,生长发育实际上就是细胞不断分裂、增殖和死亡的过程,也就是新陈代谢。人在进行新陈代谢的时候,必须有充足而均衡的营养,才可以使人体代谢正常进行。如前所述,人们将人体需要的元素分为七大类,不管缺少哪一类营养,人的健康状况都会受影响。

随着经济的发展,人们的食物种类越来越丰富,饮食结构也随之发生了变化,在日常生活中,一些人往往只注重进食精细的食物,导致摄入的营养不均衡,缺乏细胞需要的营养,长此以往,便导致体内营养不足。

有专家表示,人体长年缺乏某种营养,便会产生疾病,例如会导致四肢无力、血压降低、体质虚弱。易诱发其他疾病的贫血症往往是缺铁元素的表现,铁是血红蛋白与肌红蛋白的主要成分。另外,体内缺乏维生素 B_2 也会导致贫血。

精神压力过重和缺乏运动

如今,人们的生活水平提高了,然而生活节奏和工作压力也加大了,使得人们长时间处于高压的生活中,精神压力过重,便需要更多的维生素和微量元素来维持体内的代谢,在代谢过程中会生成大量的自由基以及过氧化物质,从而影响人体的健康。因而,不论生活压力有多大,或有任何难解的愁绪,都应该想办法保持轻松的心情和乐观的生活态度,这对健康是很重要的。除了重视营养的摄入外,适量的体育锻炼以及充足的休息,都是保证人体健康的重要途径。

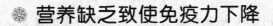

❋ 营养缺乏致使免疫力下降

　　免疫力是人体本身具有的免疫机制,它犹如天然的屏障,时刻防御有害细菌病毒的感染和侵袭,以确保人体健康。人体的免疫力下降,就容易受到疾病的侵扰。而人的免疫功能又与营养有密切联系。某些食物中含有营养成分,可以完善免疫系统,增加抗病毒能力。

　　随着老龄化加速,老年人的健康状况引起社会关注。老年人细胞免疫与体液免疫功能下降,致使身体自身的识别能力下降,因而难以维系免疫系统功能的稳定性,容易产生很多疾病。有研究显示,人的免疫能力与营养有密切关系。在大部分老年人的生活中,往往由于经济状况、消化系统状况以及心理状况影响食欲,他们每日的食物摄入量变少,使得人体需要的营养供给不足。因而,改善营养结构是增强人体免疫能力的有效途径。

蛋白质:免疫力的主动力

　　蛋白质是人体需要的七大元素之一,它是组成人体细胞的基本元素,还是构成白细胞与抗体的主要成分。蛋白质包含免疫球蛋白,构成免疫系统中的抗体,从而使人体自身有了很好的免疫保护机制,进而防御细菌病毒的侵扰,是抗击流行感冒的免疫抗体。

　　若将身体比作一栋房子,那么,蛋白质就是顶梁柱,若失去了顶梁柱,房子就会垮塌。换言之,当人体长期缺乏蛋白质,身体缺少基本的保护能力,很容易就会生病。蛋白质缺乏后,体内淋巴细胞的数量会大大降低,致使免疫机能下降。因而,多摄取高蛋白质的食物,如肉类、蛋类、奶等,能够获取足够的动物蛋白质,以增强免疫力,进而减少感冒的发生。日常饮食中,提倡每天喝一杯牛奶或豆浆,再加一个鸡蛋,有助于提高人体的免疫能力。

维生素 A：提高免疫细胞数量

世界卫生组织认为，维生素 A 缺乏极易导致营养缺乏症。有统计显示，在全世界范围内，大约有 50 万学龄前儿童眼睛致盲，均是因为缺乏维生素 A 而导致的。另外，由于缺乏维生素 A，有很多人患上眼干燥症。此外，缺乏维生素 A 的人，免疫能力会大大降低，从而更容易患呼吸道疾病。可见维生素 A 对人体健康的重要性。

维生素 A 主要通过影响人体细胞来影响人体的免疫能力，维生素 A 和人体细胞的完整性密切相关，它有助于细胞对抗氧化，若体内严重缺乏维生素 A，那么，胸腺与脾脏的体积会变小，同时细胞的活力会降低。所以，在日常饮食中，要合理膳食，保证足够的维生素 A 的供给，以增进免疫细胞的活力和数量，最终增强抵抗力。

维生素 C：有效的抗氧化物

维生素 C 能够刺激免疫系统，从而增强人体免疫力。当人体中维生素 C 的含量充足，白细胞吞噬细菌的能力也增强了，有助于人体增加抵抗能力，以及增加血液中干扰素的含量，可有效起到抗氧化的功效，能够抵抗破坏性分子，属于增强免疫功能的维生素之一。

维生素 C 能促进人体对铁元素的吸收，抑制色素细胞分泌色素，具有美白防皱的作用。同时能保护细胞与肝脏。富含维生素 C 的食物主要是果蔬类，大部分蔬菜都含有大量的维生素 C；如苹果、柠檬、橙子等的水果，也是富含维生素 C 的重要食物。

维生素 E：自由基的克星

维生素 E 能够消除自由基，因此被称为是自由基的克星，且还能够促进抗体产生。维生素 E 能起到抗氧化的功效，是人体中极其重要的抗氧化剂，它能够抑制多不饱和脂肪酸氧化产生脂质过氧化物，起到抗氧化的功能，有效延缓人体衰老。若缺乏维生素 E，人体的免疫能力就会大大下降。

食物中豆类、蔬果、小麦胚芽、植物油等维生素 E 的含量是很高的。而随着人们饮食习惯和饮食结构的改变，营养素的摄入变得不均衡，缺乏维生素 E 的情况也不少见。对于过度缺乏维生素 E 的人群，可以适当食用营养补充剂来增添营养，以摆脱维生素 E 不足的状况。

B 族维生素：有助于抗体产生

B 族维生素超过 12 种，其中大多数都被认为是人体必需的营养素，对人体的健康有重大作用。

B 族维生素会对体内的抗体、白细胞等造成重大的影响。若体内 B 族维生素缺乏，人体产生抗体与淋巴细胞的数量会大大降低，同时会引起胸腺的萎缩。B 族维生素主要存在于牛奶、新鲜的肉类、绿叶蔬菜、全谷类等食物当中，所以，想要增强免疫能力，平时应该注意多摄取这些食物，以获取足够的 B 族维生素，从而增强机体抗病毒能力。

无机盐：增强身体的大角色

无机盐是人体必需的营养元素，按照在人体的含量来区分，可分为常量元素与微量元素。无机盐的含量和免疫机能有关，若人体缺乏无机盐，自身的免疫能力会大大下降。所以，需要保证足够无机盐的摄入，才能建立起强大的免疫系统，从而降低疾病产生的概率。

我们知道，人体最容易缺乏的是钙、铁和锌元素。特别是锌这种微量元素，能够起到间接调节代谢的作用。特别是对蛋白质的合成、生长因子的产生和分泌等环节，无机盐起到重要的作用。富含无机盐的食物有全谷类、蔬果、海藻、水生贝壳等，平时多进食这类食物，能避免营养的缺乏。

第二章
平衡膳食,科学搭配更安全

营养专家认为,能否合理膳食,已成为人体健康与否的关键,而科学的食材搭配是营养膳食的基础。如粗细搭配、冷热搭配、酸碱搭配等,让人可以更均衡地摄取营养素。随着经济的发展,供人们选择的食物越来越多样化,食物的"跨界混搭"越来越受到人们的青睐。但不科学的食物搭配,极易引起疾病。

❀ 营养均衡，须科学搭配

营养专家认为，平时是否合理膳食，已经成为人体健康与否的关键。人们都知道平衡膳食的重要性，但真正做到却不容易。所谓的平衡膳食，要根据自身的体质状况来选材，尽量保证较多的食物种类，通过科学、合理的调配，从而达到营养均衡摄入的目的。

膳食平衡有很多要求，需要膳食营养供给与人体生理需要建立起平衡关系，以便人体吸收的营养更充足、更均衡。若饮食关系失调，膳食不能满足正常的生理需要，即便再多的营养，都会对健康造成负面作用，严重者会患上营养性疾病或慢性病。

均衡膳食要粗细搭配

就营养学观点而言，粗粮和细粮都有自己独特的作用，而且在口感方面也各有优劣。粗粮往往还有大量的不可溶性纤维素，有利于保障消化系统正常运转，同时，大多数粗粮还含有钙、铁等人体必需的无机盐，具备极高的综合营养价值。而细粮当中含有大量的氨基酸等，因而不能只吃粗粮而抛弃细粮，应该搭配食用。

1.粗粮的功效

粗粮的种类众多，常见的有玉米、小米、荞麦、芝麻等食材。粗粮含有食物纤维素、B族维生素以及无机盐，很多营养元素是细粮没有的。粗粮还有一定的药用功效，如燕麦麸具有降血脂和血糖的作用，可有效预防糖尿病。

2.细粮的功效

在五谷当中，既有细粮也有粗粮，其中小麦、稻米等被归为细粮类。细粮的口感往往比粗粮好，人体容易消化吸收。有的细粮含有丰富的蛋白质或氨基酸，如大米中有大量的人体所需的多种氨基酸，能够满足人体对蛋白质的需求。

在日常饮食中,要做到不偏食、不挑食、粗细搭配,才能使食物的营养互补。食物需要多样化,特别是患有高血压、高血脂的中老年人,以及经常便秘或应酬较多的人群等,都应该多进食粗粮。

但胃肠消化能力较差的小孩或老年人,尽量多吃些细粮,避免因进食粗粮而导致消化不良。对胃肠溃疡及急性胃肠炎患者,也应该多食用细软的食物,要少吃粗粮。

均衡膳食要蔬果搭配

人们都知道,蔬菜与水果的营养价值都很高,因而受到人们的喜爱。这类食材的水分较多,而且有丰富的酶类,有助于增强消化功能。同时,果蔬属于蛋白质和脂肪含量很低的食物,进食后不容易发生肥胖。此外果蔬中还含有维生素、糖类、无机盐以及膳食纤维。不仅如此,果蔬中含有芳香物质,能够增强食欲。

1. 蔬菜的营养功效

蔬菜富含维生素、糖类以及膳食纤维。而且蔬菜没有脂肪,仅含有少许的蛋白质。此外,蔬菜中含有种类丰富的维生素,而且在颜色较深的蔬菜中,往往还含有丰富的胡萝卜素等,是人体必需的元素。

2. 水果的营养功效

水果中基本上都含有维生素、糖类及无机盐,而且水果中含有的 B 族维生素与维生素 C 是最丰富的。另外,水果还富含有益色素和有机酸,十分有益于人体健康。

水果的外观形状之美,本身就能引起人们的好感,而且水果含有芳香物质,闻起来有特殊的香味,可以刺激食欲,且食用后能较快地被人体消化吸收。水果含有各种有益色素,如叶绿素、类胡萝卜素、番茄红素等,具有抗氧化的功能,能起到防病保健的功效。

均衡膳食要酸碱搭配

正常的人体呈中性略偏碱性。人体在进行新陈代谢时,会有大量的酸性物质产生,这些酸性物质被血液中和,以保持体内环境酸碱平衡。但进食过多的酸性食物,会导致体内的酸性增加,使体内的酸碱性失衡,进而影响身体健康。因而要注意酸碱搭配,以保证体内酸碱平衡。

1. 酸性食物的营养功效

酸性食物往往富含蛋白质、脂肪和糖类等营养物质,所以是补充身体营养的必需食物,而且这类食物味道鲜美,口感非常好。有不少含有较多非金属元素的食物都属于酸性食物,如猪肉、牛肉、鲤鱼、牡蛎等。此类食物含有一定量的磷、硫、氯等元素,在人体内经代谢过程,会生成带有阴离子的酸根,所以属酸性食物。另外面粉、大米、花生等,也属于酸性食物。

2. 碱性食物的营养功效

食物的酸碱与其本身 pH 值无关。含钾、钠、镁等无机盐较多、在体内最终代谢物呈碱性的食物,就是碱性食物,反之则为酸性食物。碱性食物能够为人体提供必需的微量元素和维生素及膳食纤维。膳食纤维不容易被人体消化,但是能够促进肠蠕动、预防便秘,同时还能降低肠道对致癌物和其他毒素的吸收。很多女性都有美容的习惯,而碱性食物就是最好的美容食物,适量进食碱性食物,以维持体内的酸碱平衡,能够使皮肤的肤质和色泽更好。

❀ 好的烹调让食物更营养

有很多人以为,蔬菜的营养是固定的,只要常吃蔬菜就能保证摄取到蔬菜中的营养,其实这种观念并不完全正确。因为人们在烹饪时,经常会用不正确的烹调方法而使蔬菜中的营养流失掉,因此,除了挑选高质量的食材,还需要选用良好的烹饪方法。

食物本身有丰富的营养,但是在食物的制作过程中,倘若方法不当,便会破坏和降低食物原有的营养成分,因而,平时制作食物的过程中,采用恰当的烹饪方法,才不致使食物中营养成分流失过多。总之,要使食物达到预期的效果,需要掌握诸多不可忽视的技巧。

三种常见的饮食烹调方法

1.凉拌味更鲜

在炎热的夏天,很多人都喜欢食用凉拌菜,凉拌也是制作菜肴的最佳方式之一。很多凉拌菜都有降暑的作用,能增强食欲,并且能够较好地保存营养,可以调制出多种口味。此外,制作凉拌菜时,可以放入一些葱、姜、蒜等,提高维生素的利用率,同时起到杀菌的作用。还可放入少许植物油,以提高胡萝卜素的吸收,此外,放入适量的食醋,也可以避免维生素 C 流失。

2.蒸食保营养

蒸食物是一种传统而古老的方法,其采用蒸气传热的方式来实现烹调的目的。这种方法的制作过程相对简单,而且能完整保持原料的原汁原味,最大限度地保留维生素,减少了营养的流失。通常制作出的菜肴和主食口味比较清鲜,是现代养生比较推崇的饮食方法。

3.旺火炒菜能省时

旺火炒菜,显著的优点是缩短菜肴的烹调时间,尽量避免营养素的流失。比如在制作猪肉时,若将猪肉切成块,采取文火慢炒的方式,会导致六成以上的维生素 B_1 丢失,但切成丝旺火快炒,维生素 B_1 的流失就会大幅下降(约损失 13%)。同理,富含维生素的食物,大多都适宜采用旺火快炒的方式烹调。

烹调食物的三个诀窍

1.掌握火候与时间

所谓的火候,是在烹饪食物时需要的温度,一般可分为旺火、文火以及微文火。制作不同的食物,需要调节不同的火候。如炒腰花、瘦肉等,为了保证食物脆嫩,应该采用旺火爆炒。而烩鸡丝、熘鱼片等,就需要文火烹调,以保证食物的颜色和香味。而制作红烧肉之类的食物,需要较长的时间,因此宜采用微文火慢慢炖制,制作出的食物细嫩美味。

2. 恰当的食材选择

在食材选择方面，一定要选择新鲜的、高质量的食材。另外，同样的食物，不同的部位，应该采取不同的制作方法。若想制作清炖鸡肉，一般选用肥硕的母鸡；要制作炒肉丝，最好选用里脊部分的精瘦肉；蒸米粉肉需要五花肉；而制作扣肉，则选择后臀尖的肉比较好。此外，不同的制作方式，切菜的方法也不一样，应该遵循容易烹调且美味可口的原则。

3. 作料调味要齐全

在制作食物的时候，作料必不可少。齐全的作料是制作鲜美食物的保障，因为作料不但具有一定的营养价值，而且能够调节食物的颜色。常见的作料有酱油、料酒、葱花、食盐等。还需要制作好汤来调味，特别是采取烩或者炒的食物，可以采用肉汤或鸡汤来作为调味汤。

烹制红烧鱼的时候，需要加料酒、葱花与姜片（姜末），以除去食物的腥味，而炒食动物内脏类食材，需要加大蒜，使味道更鲜美。

烹调食物须注意的事项

1. 应该焯水除去异味

焯水是制作很多食物都需要的工序，焯水能够去除异味和缩短烹调时间，同时还可以对食材塑形。焯水的时间不能过长，过水后要迅速滤去水分，以防原料内部的营养素流失。特别是在对蔬菜焯水以后，没必要用力挤出汁水，因为在焯水时，有大量的水溶性维生素溶解到水中，去掉汁水就等于将营养扔掉了。

2. 应该先洗菜后切菜

为了食品的安全、卫生，人们在制作菜肴时都要先将食材清洗干净，然后再切开，这样能最大限度地保留营养素。如白菜等蔬菜类，倘若先切开再清洗，会导致蔬菜中大量的可溶性维生素与无机盐溶于水中，从而造成营养的流失。同时，最好随切随炒，避免其受氧化而变质。

3. 应该加醋不加碱

在烹调食物的时候，某些食物可以加醋来调味，却大多都不宜加碱。对于富含维生素和无机盐的食物，碱会导致这类营养素的流失。在烹调红烧鱼、糖醋排骨等食物的时候,可以先加入少量的醋,使得一部分原料中钙被醋溶解,从而增进钙的吸收。另外,在制作蔬菜食物时,将要出锅前加入一点醋,不但能保住维生素的营养,而且能让菜肴更美味。

❀ 常食但不合理的饮食搭配

随着生活水平的提升,人们日常饮食越来越多样化,人们基本清楚该吃什么食物,不该吃什么食物。但在流行食物"混搭"的今天,若不知道如何正确搭配食物,更不知道哪些食物搭配会影响健康,这是非常有害的。

如今,饮食养生日渐流行起来,为了使每日摄入的营养更均衡,在人们的生活中,食物组合食用已经不再是新鲜事。不同的食物搭配,通常能够丰富口味,因而得到人们的青睐。然而,从营养学的健康角度而言,食物乱搭是不科学的,甚至对人体有害的。根据营养健康方面的专家总结,共列出了如下常见的混搭但不科学的食物搭配。

萝卜不宜搭配的食物

1.红白萝卜混吃

众所周知,白萝卜富含维生素C,对人体健康大有裨益,而在红萝卜当中,含有名为"抗坏血酸"的分解酶,若将白萝卜与红萝卜混合着进食,当这种酶与维生素C相结合,会损坏维生素C营养素。因此,会导致白萝卜里的维生素C基本被分解完。除此之外,红萝卜最好不要跟其他含有维生素C的食物一同烹调,因为红萝卜中的酶是一个彻底的"破坏分子"。还须注意胡瓜、南瓜等食物,这类食物同样含有分解酶。

2.萝卜与水果同吃

近年来,有大量研究发现,白萝卜也忌和橘类一起吃,二者在人体进行新陈代谢后,会产生硫氰酸,这种物质会阻止甲状腺摄取碘,易诱发甲状腺肿大。摄入的越多,在人体中产生硫氰酸的量越多。在进食萝卜以后,若接着进食富含植物色素的水果,水果中的类黄酮物质在体内分解,进而生成羟苯甲酸和阿魏酸,二者会增强硫氰酸抑制甲状腺的作用,以致产生甲状腺肿。

鸡蛋不宜搭配的食物

1. 豆浆冲鸡蛋

鸡蛋和生豆浆同食,会降低蛋白质的吸收。鸡蛋是富含蛋白质的食物,而生豆浆含有胰蛋白酶抑制物,会降低蛋白酶的活性,妨碍人体对蛋白质的吸收。此外,鸡蛋清里含有黏性蛋白,当与胰蛋白酶结合后,使蛋白质不容易分解,从而降低鸡蛋的营养价值。但这类抑制物不耐热,煮熟便会被破坏,所以豆浆和鸡蛋只要分别煮熟同食便无妨了。

2. 茶叶煮鸡蛋

茶叶不但含有生物碱,同时有一些酸性物质,当茶叶中的化合物和鸡蛋中的铁元素相遇,会对胃部造成一定的刺激,减弱胃的消化能力。

3. 炒鸡蛋放味精

鸡蛋含有大量的谷氨酸,而味精中也含有谷氨酸成分,因此,在炒鸡蛋时加入味精,不但不能起到任何的调味作用,味精中的其他成分会破坏鸡蛋的天然鲜味。

酒类不宜搭配的食物

1. 酒和胡萝卜混吃

根据美国食品专家的建议,酒和胡萝卜不宜一同进食。有营养学家表示,由于胡萝卜富含 β 胡萝卜素,当这种营养素在体内和乙醇混合,便会在肝脏中产生毒素,长此以往,便会诱发肝病。尤其是喝含有丰富 β 胡萝卜素的胡萝卜汁后,需要避免饮酒。

2. 白酒和汽水同饮

汽水中含有一定量的二氧化碳,糖水与二氧化碳混合后会形成碳酸,大量饮用会刺激肠胃、减少胃酸分泌，影响人体消化酶产生，而且易加速乙醇在体内吸收，会对人体内脏产生较大的危害，对心脑血管也有损害。

其他不宜的食物搭配

1. 小葱拌豆腐

豆腐含有钙元素，而葱里含有草酸，当二者结合，便会在体内生成名为草酸钙的白色沉淀物，从而影响人体对钙质的吸收。

2. 土豆烧牛肉

因为土豆和牛肉在被消化时所需的胃酸的浓度不同，会导致食物在胃长时间停留，会加重胃肠消化的负担，长此以往，甚至会使肠胃功能紊乱。

3. 吃肉时喝茶

有很多人有饮茶的习惯，大鱼大肉以后，往往通过茶水来解渴，并且增强消化功能。实质上这是不科学的，因为肉中含有大量的蛋白质，但茶叶富含鞣酸，与蛋白质结合在体内生成鞣酸蛋白质，妨碍肠胃的正常蠕动，从而使水分减少导致排便不畅，过多的代谢废物长期在体内堆积，极易引起便秘，有害健康。

4. 海味和水果同吃

海味食物富含蛋白质、钙等元素，历来是人们的最爱，水果甘甜也受到人们的青睐。然而二者不宜同食，因为水果中的鞣酸和钙质相遇，会大大降低蛋白质的营养价值，并且会产生一种不易消化的物质，从而影响胃的消化功能，严重者会出现恶心、呕吐等症状。专家建议，在进食海鲜以后，若想要进食柿子、葡萄、山楂等水果，至少需要间隔2小时。

5. 牛奶和橘子同吃

牛奶富含蛋白质，而橘子富含果酸和维生素C，属于酸性食物，当人们将牛奶与橘子混合一同进食，会导致蛋白质凝结成块，使得人体无法充分吸收，同时易引起腹痛、腹泻等症状。

❋ 维系人体健康的微量元素

所谓的微量元素,习惯上被称为无机盐,它是相对于常量元素而言的。不论是人还是其他的动植物,必须要有微量元素才能维持其代谢的平衡。由于人体自身不能合成微量元素,但是它又在人体组织中发挥重要作用,所以必须从外界摄取,因而要注意及时补充。

铁、铜、碘、硒、锰、钴等元素都属于微量元素。相对于常量元素,微量元素在体内的含量非常少,有统计显示,微量元素在体内的含量不超过0.005%,但是起着不可代替的作用。无机盐是组成机体组织的重要原料,如钙元素、磷元素等是构成骨骼、牙齿的重要原料。根据无机盐在食物中的分布,以及人体的吸收情况,人体容易缺乏的是钙元素、铁元素以及锌元素。因此,要注意营养均衡,避免营养元素的缺乏。微量元素有着无法替代的作用,那么,让我们一同看看这些元素对人体健康的价值。

锌元素:生命孕育的保障

锌元素是机体正常发育不可缺少的微量元素,它是孕妇正常怀孕的保障。

人体的所有器官都含有锌元素。锌是诸多酶的组成成分和酶的活化剂,若人体缺乏锌元素,会使酶的活性下降,进而影响核酸和蛋白质的合成。在怀孕期间,若大人缺乏锌元素,会导致胎儿生长发育迟缓,并且影响胎儿的器官发育,容易产生畸形儿。另外,锌对儿童的生长发育起着非常关键的作用,缺锌的儿童,往往会出现食欲下降、味觉障碍等症状,从而影响儿童对食物的兴趣,发生厌食、偏食或异食,长期如此会导致营养不良。

锌的主要来源是海产品和动物内脏等,这类动物食品含有大量的锌元素。另外,植物性食品中锌较少,植物性含锌食品有荞麦、黑麦、小麦等,因而进食这类食物,能避免锌元素不足的情况。

铁元素:防治贫血的"功臣"

铁元素是人体所需微量元素中所占比例最高的元素。在人体当中,含铁总量在 4~5 克,其中有 70% 左右都存在于血红蛋白中,参与氧气的转运、交换和组织的呼吸过程,负责将氧气输送到身体的各个部位,同时将细胞产生的二氧化碳排出体外。若长期缺乏铁元素,会引起缺铁性贫血。

铁在人体中具有补血功能,参与血蛋白、细胞色素以及各种酶的合成,促进身体生长。目前,人们常见的贫血就是缺铁性贫血,特别是处于经期的女性,由于月经出血而排出大量铁质,就容易导致贫血。若发生缺铁性贫血,就会使免疫功能下降和新陈代谢紊乱,进而使人的脸色萎黄,皮肤也会失去光泽。

平时要多进食动物肝脏、血制品、肉类、豆制品、蛋类、深绿色蔬菜、黑木耳等食物,能够补充铁元素。

硒元素:元素中的"抗癌之王"

硒元素是人体必需的微量元素,在人体的各个组织和器官中,通常都含有硒元素。有研究发现,血硒水平的高低与癌的发生有密切的关系。有调查资料显示,一个地区食物和土壤中硒含量的高低与癌症的发病率有直接关系,若某个地区的食物和土壤中的硒含量高,癌症的发病率和死亡率就低;反之,该地区的人群容易患癌症。事实证明,硒和癌症有着密切的联系。因此,在科学界,人们将硒当作微量元素中的"抗癌之王"。

硒元素是谷胱甘肽过氧化物酶的组成部分,在这种酶的抗氧化作用下,能够防治过氧化物在细胞中堆积,从而能够保护细胞膜。硒对维持心肌纤维和血管的正常结构和功能发挥有巨大的功效。动物性食物如动物的肝脏、肾脏等,还有海产品与肉类食物都含有丰富的硒元素,可以多食用这类食物来补充硒元素。

铜元素：多重功效的微量元素

铜可帮助人体对铁的吸收及贮存，并促进血红素形成，以维持正常的造血功能；促进结缔组织的形成；维护中枢神经的功能；促进黑色素的形成，有助于维护毛发的正常。经过医学专家的研究，铜有治疗关节炎、预防心脑血管疾病的作用，可以增强人体的免疫能力。如果人体缺乏铜，会导致缺铜性贫血，还会引起关节炎、色素消失、神经病变、心律失常等症状。

铜元素广泛分布于各类食物里，因而，在正常的情况下，只要没有极端的厌食或挑食习惯，都可以从食物中获得足够的铜元素。

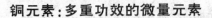

❀ 膳食纤维，人体"清道夫"

膳食纤维是维持人体健康必需的营养素，在 1970 年以前，营养学中并没有膳食纤维的说法，随着人们对食物营养的深入研究，才逐渐认识到膳食纤维对人体的重要性。虽然膳食纤维不会被消化吸收，但是对维持人体健康，尤其是消化系统的健康尤为重要。

人类日常生活中，纤维素主要存在于蔬菜与粗加工的谷类中，属于人体难以消化吸收的物质，能够刺激肠道，增强肠道的蠕动能力，以便及时将粪便排出体外，进而避免了毒素在人体滞留堆积的情况。在食物纤维素当中，包含着粗纤维、半粗纤维与木质素。随着人们认识的深入，曾经作为残渣废物的纤维素，如今变成了保障健康、延年益寿的重要物质。纤维素被人们称作第七种营养素，对人体的健康有诸多重要作用。

治疗糖尿病的作用

因为膳食纤维含有果胶，这种物质能够减少肠胃对食物营养的吸收，减缓人体对葡萄糖的吸收速度，避免餐后血糖急剧上升的状况，能有效预防和治疗糖尿病。

食物纤维能够降低血糖。经实验证明,在每天的膳食食谱当中,加入26克食用玉米麸或大豆壳。在跟踪调查一个月以后,发现实验人群的糖耐量得到明显改善。所以,糖尿病膳食中长期增加膳食纤维,能够降低胰岛素需要量,避免餐后代谢过盛的状况,以通过抑制消化吸收的方式来控制糖尿病,是一种不错的辅助治疗措施。膳食纤维能够增强胰岛素受体的敏感性,有助于对胰岛素的利用。膳食纤维会包裹住食物的糖分,降低人体对糖分的吸收,以维持体内血糖平衡。当糖尿病患者体内的血糖稳定以后,方便人们对糖尿病的控制和治疗。

防治冠心病的作用

血清胆固醇的含量升高以后,容易引发冠心病,而固醇与胆酸的及时排泄,受到膳食纤维的影响。当进食含有纤维素的食物,膳食纤维中的果胶成分会与胆固醇相结合,使得胆固醇转变为胆酸,同时,纤维素中的木质素会与胆酸结合,让其直接进入粪便排出体外。此时,人体为了维持体内代谢平衡,必须要消耗体内的胆固醇,以供给胆汁中被消耗的胆固醇,进而使体内的胆固醇下降,最终可以起到预防冠心病的作用。

预防肠癌的作用

人体摄入食物的代谢废物长期在体内滞留,经常和肠壁接触,便会导致直肠癌、结肠癌等癌症。平时多食用含有膳食纤维的食物,能够调节致癌物质的相对浓度,与此同时,膳食纤维又能起到刺激肠蠕动的功能,减少致癌物质和肠壁的接触,从而起到预防肠癌的目的。有专家认为,引起结肠癌和直肠癌的原因有两个:一个是摄取过多的动物脂肪,另一个是体内缺乏纤维素。

辅助治疗肥胖症的作用

膳食纤维具有不容易被吸收的特性,当人们进食的时候,它会占据一部分营养成分的数量,并且易使人产生饱腹感,从而减少食物总摄取量。膳食纤维能够促进唾液与消化液的分泌，在胃中不会被消化吸收，并且遇水分会发生膨胀，更容易产生饱胀的感觉，不知不觉中就能减少进食量，也就减少了能量的摄入，有助于减肥。膳食纤维和部分脂肪酸结合，可以使得脂肪酸通过消化道时，基本不会被人体吸收，最终能够降低脂肪的吸收率。

刺激肠道防治便秘的作用

膳食纤维体不容易被吸收，能促进肠的蠕动、避免食物在肠道中长期滞留。同时，膳食纤维停留在体内，在细菌的发酵作用下，直接吸收纤维当中的水分，起到润滑大肠和柔化大便的作用，因而能够防治便秘。因为膳食纤维的持水功能十分强大，有研究显示，它的吸水率高达10倍。当膳食纤维吸水后，堆积在肠道中的物体体积会加大，大便变得更加松软，从而使粪便顺利通过肠道。除此之外，膳食纤维作为肠道当中的异物，具有刺激肠道的收缩和蠕动的作用，在加剧肠道反应的同时让粪便及时排泄，有独特的治便秘的功能。

清理有害物质的作用

膳食纤维会与体内的阳离子结合，能够吸附诸多的有机化合物，成为有毒物质的最后关卡，避免其最终侵害人体，起到解毒的功效。目前，人们发现膳食纤维对汞、铅等都具有"清扫"的功效，能够降低重金属阳离子的浓度，从而防止重金属中毒的现象。除此以外，作为不溶性物质的膳食纤维，能大大缩短粪便在肠道的滞留时间，稀释肠道中的有毒物质，避免如黄曲霉毒素、亚硝胺、酚类物质等对人体的损害。膳食纤维分为可溶性和不可溶性，水溶性膳食纤维能被人体吸收，当其进入大肠中，便会被双歧杆菌利用，能够使双歧杆菌增殖。双歧杆菌又会分解亚硝胺，同时，提高了巨噬细胞的吞噬能力，提升人体的免疫能力，有效防止肿瘤的病变。

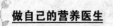

❋ 优质蛋白增添生命活力

蛋白质是生命的基础,没有蛋白质就没有生命。在各种生命体中,各种各样的生命活动都需要蛋白质的参与。蛋白质是构成人体的皮肤、肌肉、骨骼,以及血液和内脏等器官和组织的主要成分。蛋白质无时无刻地维系着人正常的生理功能。

有研究显示,蛋白质占人体固体成分的40%左右,在人体中的含量仅低于水。日常生活中,绝大部分食物都能够为人体提供蛋白质,也就是说,只要保证每天的饮食,便不用担心蛋白质的缺乏,而且如肉、蛋、奶等食物中,还含有维生素、无机盐等其他元素。因此,多摄入这类食物,既能保证蛋白质的摄入量,又可以摄入其他的营养素。

蛋白质的标准分类

蛋白质来源于动物和植物中,因而通常分为植物性蛋白与动物性蛋白。

1. 植物性蛋白

富含植物性蛋白质的食物有很多,如谷类、豆类以及坚果类食物中,都有着丰富的蕴藏量。其中豆类食物含有更多的蛋白质,大豆蛋白质的含量在35%～40%,其他豆类蛋白质的含量在20%～30%。豆类食物不但含高蛋白,而且含有丰富的赖氨酸与少量的蛋氨酸。谷类食物当中也含有较高的蛋白质,而普遍缺少赖氨酸成分。在日常饮食中,将谷类与豆类一同搭配食用,消化吸收效率会更高。此外,坚果也富含蛋白质,如花生、核桃、莲子等,蛋白质的含量在15%～25%。

2. 动物性蛋白质

根据食物的营养分析,在鱼类、禽类以及以此为原料的加工品中,通常有丰富的蛋白质,除此以外,在猪肉、牛肉等肉类食物当中,含有丰富的蛋白

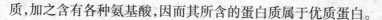

质,加之含有各种氨基酸,因而其所含的蛋白质属于优质蛋白。

蛋白质的基本功能

1.构成酶、激素等

人体时刻不停地代谢,需要在酶的催化作用下完成,而这些酶的主要成分都是蛋白质。人体的激素都是由蛋白质构成的,如胰岛素。

2.维持机体酸碱平衡

机体组织细胞进行正常的生理调节,必须要有平衡的酸碱度,而机体酸碱度的维持需要蛋白质的参与。因为人体肌肉组织要通过肺、肾脏和血液缓冲系统的作用,从而实现酸碱平衡,而起缓冲效果的蛋白质缓冲系统,属于血液缓冲系统的一个分支。

3.构成机体、修补组织

人体从头到脚,不论是在神经、肌肉与骨骼中,还是在内脏与血液当中,都含有蛋白质,即便在头皮与指甲中,也同样含有蛋白质。任何机体组织的更新换代,都需要蛋白质的更新来维系。

4.运输氧气与营养物

人体机能在运转时,绝大多数营养素的运输,都需要以蛋白质作为载体。如蛋白质家族中的血红蛋白,它的运行能够将氧气输送到身体的各个部分,以供给组织细胞进行代谢。

蛋白质的合理摄入量

对于普通成年人而言,正常每天需要65～80克蛋白质,所占比例大约为总能量的15%。倘若按照体重计算,每千克体重需要摄入1克蛋白质,如体重50千克的人,一天内蛋白质摄取量以50克为宜。儿童处于生长发育阶段,每天摄入的蛋白质含量要相对提高;处于哺乳期的孕妇,为了给孩子提供充足的奶汁,每天需要摄入80～85克蛋白质;对年龄较大的人群,特别是老年人,应该摄入更多的蛋白质,以减缓肌肉逐渐衰竭的状况。此外,时常运动或者是处于康复期的重病患者,也需要摄入比普通人更多的蛋白质。人体对蛋白质有极强的吸收能力,一般可以多摄入蛋白质,以维持身体的热量。但同时需要保证糖类和脂肪的摄入,不应该一味多摄入蛋白质。

蛋白质的最好来源

在鱼类和肉类食物当中,蛋白质的含量比较丰富,一般能够达到 10% ~ 20%。大豆的含量最多,最高可达到 40%;其次坚果含量在 20% ~ 30%,这也是相当高的比例;另外,蛋类含量可占 12% 左右,奶类含蛋白质 3% 左右。从数据分析,蛋白质含量从高到低,应该是大豆、坚果、鱼类、肉类、蛋类与奶类,这些食物都是蛋白质的最佳来源。

除上述列出的食物,在其他的食物中,都没有太优质的植物性蛋白,粮食蛋白的含量较高,可占到 10% 左右,但对人体的营养价值而言,往往不及鱼、肉、蛋、奶与大豆的作用。蔬菜当中含有大量的维生素,蛋白质含量却很低。另外,在水果、薯类当中,也含有少量蛋白质,但营养价值也不高。

可见,想要保证足够的优质蛋白质的摄入,在营养膳食的食谱当中,不应该缺少鱼类、肉类和蛋奶等食物。针对普通人而言,每日摄入鱼虾 75 ~ 100 克,肉类 50 ~ 75 克,鸡蛋半个或者 1 个,大豆 30 ~ 50 克,奶类 300 毫升。当然,特殊人群需要另行考虑。

混合摄入更加营养

我们知道,蛋白质分为动物性蛋白质和植物性蛋白质,若将二者混合食用营养更好,且混合摄入的食物种类越多,蛋白质越容易互补,对人体的健康也越有益。

蛋白质的摄入要分散,建议一日三餐保持数量的均衡。若短时间摄入过多的蛋白质,人体难以及时吸收,便不能起到营养充分供给的目的。人体对蛋白质的消化需要一个过程,当蛋白质进入胃肠以后,首先会被消化成小分子的氨基酸,然后才能被人体吸收利用。而过量的蛋白质进入人体,当被消化成氨基酸后,蛋白质原有的活性就会丢失,无法起到调节激素、增强免疫力的功效。

第三章
饮食好习惯,会吃才能保健康

食物是人体代谢的能量来源,而饮食又是双刃剑,良好的饮食习惯让人获得足够的营养,不合理的饮食习惯,则容易引发病变。与科学膳食背道而驰的往往是人们长期形成的不良饮食习惯,可能会出现营养不良或营养过剩,这些都无助于人体健康。因此,我们要管住自己的嘴巴,养成良好的习惯,建立起一道健康的屏障。

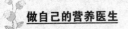

❋ 饮食好"色",更加健康

> 中医历来讲究五味调和,更讲求五脏六腑的阴阳调和。人体
> 的五脏六腑共同组成一个统一的机体系统,不但和五行相应,而且
> 和五味、五色也有着同样的关系。因而,食物的颜色不同,对人体
> 五脏六腑的作用也不一样。饮食要好"色",才能更健康。

根据营养专家的分类,食品的颜色主要分为白色、黄色、红色、绿色、黑色五类。不同颜色的食品,给人体补充的能量不一样,需要食用的量也不一样,摄入量应该随着食物的颜色变浅而逐步递增,其中最多的应该是白色食品,最少的为黑色食品。

目前,肥胖疾病困扰着很多人,大家都习惯性地采用节食减肥,那么,如何节食减肥呢? 有研究结果表明,尽量少吃"暖色调"的食物,能避免过多能量的摄入,多食"冷色调"、富含纤维素的食物,有助于减肥。从中医学来讲,五脏六腑与五色相生相克,黑色食物影响肾脏,黄色食物影响脾脏,绿色食物影响肝脏。

环保的绿色食物

现在不但环保提倡绿色,食物也提倡绿色,绿色的食物对肝有诸多好处。由于绿色食物富含叶绿素与各种维生素,能很好地滋补肝脏,还具有清理肠胃的功能,预防直肠疾病(如直肠癌)。此外,还能防治便秘,维持人体的酸碱平衡,增强体质。

绿色的食物很多,如菠菜、绿紫苏、韭菜、西蓝花等。各种绿色食物都有自身的营养价值。如菠菜有养血、止血、滋阴润燥的作用,能促进细胞增长,有效延缓衰老;西蓝花能增强肝脏的解毒能力,还可以增强机体的免疫力,一定程度上降低各类癌症的发病率;韭菜可以温补肝肾,能增进胃肠蠕动,辅助治疗便秘，排除体内毒素。

另外嫩笋、卷心菜等蔬菜属于中性色彩的食物，没有高脂肪，但又能为人体提供丰富的营养元素。对于肥胖患者而言，多吃绿色蔬菜不仅能补充多元的维生素，而且能有效起到稳定情绪、缓解紧张情绪的功能。

雅致的白色食物

白色食物通常含有大量的蛋白质，人体消化吸收后，能够补充足够的能量，维持人体机能的正常运转。白色食品中也常含有大量的纤维素，还有部分抗氧化素，能增强人体免疫能力，并且有保护心脏、预防胃癌和溃疡的作用。

白色食物是整个食物系统的基础，人们基本每顿饭都会摄入如米饭、粥、馒头等一定量的白色食物。白色食物对人的食欲有抑制功能，像白萝卜、豆腐、米饭等，能够安定心绪，特别是正在减肥的人群，白色食品的作用更加凸显，对高血压、心脏病的减肥者也有很多好处。另外，白色食品中，牛奶是最重要的滋补品，通常每天保证250～500毫升的牛奶摄入量，以吸取足够的钙元素，但是要注意不能把奶当水喝，也不宜空腹喝牛奶，这样不利于健康。

特效的黑色食物

黑色食物功效很多，主要对肾有很好的滋补功能，能够提高肾、膀胱以及与骨骼关系密切的新陈代谢和生殖系统的功能，延缓人体衰老，增强人体生理调节功能，刺激内分泌系统，促进唾液分泌，有促进胃肠消化与增强造血的功能。

黑色食物常见的有黑豆、核桃、黑木耳、灵芝等，含有大量的蛋白质，它们有害成分较少，而滋养元素众多。每100克黑豆当中，含有36克左右的蛋白质；100克黄豆当中，含有35克左右的蛋白质。若一次食用一定量的黑豆，就等于食用了较大量的蛋白质，能够为减肥人群带来足够的营养，还不致使身体因体重下降而变得虚弱。患有动脉硬化、冠心病、脑中风的患者，也可以适当多吃些。

足量的红色食物

红色的食物之所以为红颜色,是因为里面含有特殊的营养元素,如胡萝卜素、番茄红素等。番茄红素有抗氧化的功效,也能延缓人体器官的衰老。红辣椒最能刺激人的食欲,会让人不知不觉多吃几口,却很容易为肥胖埋下隐患。因此,这些颜色的食物适合作为减肥期间早餐的选择,给每天一个振奋的开始。但午餐、晚餐就要少吃一些此类食物了,就拿水煮鱼来说,看到红彤彤的颜色就非常有食欲,虽然吃鱼不会增肥,但是烹饪用的油很多且吃了辣椒就会开胃,胃口好了,别的食物也会多吃,脂肪就在不知不觉中累积。

色素众多的黄色食物

黄色食物主要是玉米,它含有大量的叶黄素、玉米黄素等,能健肾、肝、脾等,成为女性保养元气的重要食物,其中健脾功效最明显。保持人体脾脏的健康,可以促进消化吸收,从而增强肾、肝、脾的机能,调节人体激素分泌,使得身体维持良好的状况。

❀ 食用番茄,皮也有营养

番茄又名西红柿,其有着丰富的营养,而且风味独特。既能够生食,也可以煮食,还能加工成各式各样附加值高的食品,如番茄酱、番茄汁等,还可以做成果罐储藏。番茄容易栽培,而且营养元素丰富,是人们心目中理想的保健佳品。

番茄是人们生活中常见的蔬菜,具有抗病、防癌、防衰老等功能。然而,由于害怕农药中毒,大多数人在食用时都喜欢将番茄皮去掉,由于番茄是茄科果实,不会像其他蔬菜那样容易残留农药,所以,大可不必担心农药问题。若特意将皮去掉,在剥皮的过程中容易让番茄红素随汁液流失。而且,番茄

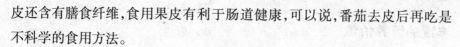

皮还含有膳食纤维，食用果皮有利于肠道健康，可以说，番茄去皮后再吃是不科学的食用方法。

"红色珍珠"——番茄

番茄因为六月成熟，自古有"六月柿"的说法，无论世界各地，人们都能见到番茄的栽培，甚至在低温寒冷的国家，也常常采用温室大棚开展种植，成为全世界最常见的果蔬之一。番茄为一年或者多年生草本植物，植株高为 0.6 ~ 2 米。触地便会长出细根，容易倒伏在地面泥土上，花、果期处于当地的夏、秋季，结果后供人食用。

番茄的外形和颜色种类繁多，按果实的形状可分为圆形、扁圆形、长圆形等；按果实表皮的颜色可分为大红色、橙红色、黄色等。红色的番茄，果实非常红亮，通常是微扁圆球形，这种番茄的果肉比较厚实，果汁多而且甘甜；黄色番茄，果实呈橘黄，体积较大，呈圆球形，果肉也很厚，肉质又面又沙、生食味淡，宜熟食。番茄既可以生吃，也可以煮熟后再食用，现在被大量加工成番茄酱、番茄汁等附加值更高的产品。

挑选番茄有技巧

由于市场上的番茄种类繁多，在挑选时应尽量选择红亮的，这样的番茄富含番茄红素，加热食用能很好地预防癌症。橙色的番茄红素含量少，而有较多的胡萝卜素。浅黄色的仅有少量胡萝卜素，没有番茄红素。从外形体积来看，个头较小的番茄，通常含糖量比个头大的番茄要高，因而包含的能量也较大，所以小番茄可以作为水果食用。另外，像维生素的含量，不同的品种与不同的栽培方式，其含量不尽相同。一般来说，不管哪种番茄，只要保证在成熟时采摘，果实都富含人体需要的维生素，并且天然种植的要比大棚栽培的营养更丰富。颜色深红或橙色的番茄，含有更多的番茄红素、胡萝卜素，这些元素具备抗氧化功效，特别是女性，食用这类番茄能美容养颜、延缓衰老。

丰富的营养价值

在食用番茄时,连皮带肉进食,能获得更多的胡萝卜素、维生素 C 与 B 族维生素。经过测试表明,每 100 克番茄当中,拥有能量 46 千焦,维生素 B。0.06 毫克,蛋白质 0.9 克,胡萝卜素 375 微克,还有糖类、纤维素等,另外包含丰富的微量元素以满足人体的各种需要。

根据营养学家研究测定:每人每天食用 50～100 克鲜番茄,即能够满足人体对几种维生素和无机盐的需要。番茄含有的"番茄红素",有抑制细菌的作用;含有的苹果酸、柠檬酸和糖类,有助消化。番茄富含人体需要的营养成分,确实为具有奇效的菜中之果。果实里面富含的维生素 A,摄入后通过人体消化吸收,能够转变为人体需要的维生素 A,从而促进骨骼生长,维护皮肤、头发、牙齿、牙床的健康,还能防治眼睛干燥、避免夜盲症的产生。

番茄中的维生素 C,能增强人体机体的调节能力,预防癌症病变。番茄内的苹果酸与柠檬酸等有机酸,可以加大胃液的酸度,有助于提高肠道的消化吸收功能。番茄中包含一些果酸,能有效降低体内的胆固醇,预防高血压、高血脂等疾病。番茄富含各种维生素与胡萝卜素,还有多种无机盐,如钙、磷、钾等,具备丰富的营养价值。

良好的食疗功效

在中国的传统饮食中,人们都习惯口感的细腻,很多人在吃水果时,都会不自觉地将果皮去掉,无论是苹果、梨子,还是番茄。其实果皮是最有营养的部位之一,很多都富含果肉不能替代的元素。而且对番茄来说,果肉果皮一块进食,营养价值更高,还不致浪费。多食番茄有助于五脏的滋养,能补血养血、增进食欲,同时具备不错的食疗功效。

番茄最大的食疗功效在于番茄红素,而番茄红素在表皮中大量存在,是一种很好的抗氧化剂。能抵抗人体衰老,增强免疫机能,防止心脑血管疾病的产生,起到有效防病保健的作用。番茄红素通过有效清除体内的自由基,预防和修复细胞损伤,从而有助于调节血脂以及降低癌症的发生率。

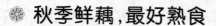 秋季鲜藕，最好熟食

每逢秋季，注重养生的人们开始进补，在饮食养生过程中，除了高能量的荤食外，很多素食的营养和滋补功能同样不可忽视。秋季莲藕成熟，且莲藕富含淀粉、蛋白质、维生素以及多种无机盐，是非常理想的素食，但是藕片容易滋生寄生虫，熟食最佳。

秋季的莲藕肉质肥嫩，白净滚圆，口感鲜脆可口，能够和梨相媲美，老少皆宜。当有充足的藕时，有人喜欢将藕榨成汁饮用，有的甚至用水洗净便直接食用，实质上这是不健康的食用方法。由于生藕容易残留姜片虫，姜片虫进入人体后，会寄生在小肠繁殖，最后发育成熟后会逐渐引发人体病变，寄生虫量多时会产生腹痛、腹泻等症状，甚至出现肠梗阻。当儿童体内存在该种寄生虫时，会产生水肿、低热、贫血等症状，使得孩子发育迟缓、智力下降，从而严重危害人体健康。所以，不管是大人还是小孩，秋季吃鲜藕时，最好经过高温烹煮后再食用。

种类繁多的藕

藕又叫菡萏、芙蕖，原产于印度，它的茎是藕，果实是莲，生长在湖泊、池塘，清明后抽茎长叶，六七月开花，花心有黄须，蕊长一寸多。须内的就是莲实，花褪后，莲芒变成莲子。

我国春秋时期便有关于莲藕的记载，而最著名的要属苏州的荷藕，在中国唐朝时期，苏州的荷藕就已经列为贡品朝贡。从地域上来说，中国南方的栽培较为普遍，特别是在江浙一带最为盛行，并且主要为七孔藕。湖南汉寿县西竺乡栽培的莲藕，因其洁白如玉、壮硕如臂，所以这一带的藕称作白臂藕，这种藕甘汁如蜜，脆嫩可口。另外，广西贵县盛产大红莲藕，这种藕身茎硕大，香甜可口。按照藕本身的特质分类，主要可分为红花藕、白花藕、麻花

藕。红花藕表皮较粗糙,呈褐黄色,茎比较瘦,但是含淀粉多,水分少,糯而不脆嫩,通常用作煲汤。白花藕的茎较肥,外观白嫩光滑,多汁、香脆,生食最佳。麻花藕外观为粉红色,含有大量的淀粉,通常用作熟食。

多重的养生价值

藕的食用方法有很多,既可单独做菜,也适合与别的食物搭配食用。其主要功效有如下三种:其一为清热凉血功能,生吃莲藕,有清热凉血的效果,能有效防治热性病症,莲藕味甘多汁、对热病口渴、衄血、咯血、下泻者最好。其二为健脾开胃功能,莲藕中含有淀粉、蛋白质与膳食纤维,当这些元素进入体内,便会和胆酸盐、胆固醇以及三酰甘油结合,共同以粪便的形式及时排出体外,预防脂类在体内过量储存。莲藕具有独特的味道,能增进食欲,有助于肠胃对食物的消化、吸收。其三为益血生肌功能,藕的营养价值很高,富含铁、钙等微量元素,植物蛋白、维生素以及淀粉的含量也很丰富,有明显的补益气血,增强人体免疫力的作用。

奇特的养生功效

在我国境内,莲藕主要生长于南方,北方也存在,秋天一到鲜藕便成了桌上的一道佳肴。莲藕的食用,北方多用来做菜,所以通常叫作莲菜;南方通常称作藕,既可作为菜也作为果实食用。很多女性都注重外表的保养,藕就是其中较好的保养品。多吃藕能有效改善人的气色,有养颜祛痘的功能。

从中医方面来说,生藕属寒性,能够较好地清热除燥。很多人由于体内调节机能较差,脸上的气色也会较差,并且一些女性常常因“上火”而起“痘痘”,吃适量的藕具有很好的疗效。首先将藕煮熟,其性由凉变温,能够养胃滋阴,益气养血。有的人由于脾胃虚弱、气血不足,看起来脸部肌肤很干燥,面无润色,进食熟藕有很好的缓解效果。

总之,藕是养生佳品,能够健脾开胃、养血、止血,同时改善气色,真正起到美容养颜的作用。

自制滋补的莲藕食

1. 莲藕粥

取鲜藕 250 克，糯米 50 克，红糖 100 克。先将藕洗净，刮去表皮，切成丁块；糯米淘洗干净。再取砂锅 1 只，倒入清水，加入糯米、藕丁，用旺火烧沸，再采用小火煮至米烂汤稠时，加入红糖，调匀即可。能健脾止泻、养血生肌。

2. 绿豆填藕

取藕两节，绿豆和冰糖适量。将绿豆浸泡 3 小时后填入藕孔中，加冰糖和水适量，煮熟即可，连汤食。能消暑热，避免眼部热胀。

3. 素鸡肉浆莲藕

取鲜藕 250 克，素鸡肉浆 200 克，香菇少量。先将藕刮皮、洗净，然后切成碎泥；香菇放入热水中浸泡回软后取出，冲洗干净后切碎。再取大碗 1 个，内层涂上麻油，放入藕、素肉浆、香菇，再加入酱油、白糖、精盐、太白粉适量，调拌均匀，上面摊平，用文火蒸约 20 分钟即可。味道鲜美，能益气养血。

4. 桂花糯米藕

首先挑选较肥嫩的藕，将其洗干净，然后往藕孔里填装糯米，等到煮熟以后，用刀切成薄片，撒上适量的白糖和桂花。

❀ 苦丁茶饮，不能乱喝

中国有很深的茶文化，苦丁茶是茶中的一种。从中医学讲，苦丁茶有散风热、清头目的功效，可以治疗头痛、牙痛等多种疾病。现代医学也表明，在苦丁茶当中，富含人体必需的氨基酸、维生素，还有其他微量元素，对人体有所裨益。

苦丁是一种名叫大叶冬青的植物的叶子，苦丁茶因其特别的功能，也被人们称作"美容茶"或者是"减肥茶"，特别受到女性朋友的推崇。苦丁茶作为药用,除了清温、降火外,降血压、血脂更是苦丁茶的特效,一般情况下,茶冲泡的浓度越高,药理的效果便越明显。高血压、高血脂、高血糖的"三高"患者,经过长期饮茶便可有所好转,等到症状缓解后,应该降低饮用浓度,但不要完全停止,以免病情反复。除此之外,作为平时的饮品,因其微苦滑爽的口感,饮用后会感到神清气爽、解闷消暑,同样得到很多人的推崇。

但苦丁茶不是人人适合,例如以下人群就不宜喝苦丁茶,否则很可能会适得其反。

慢性胃肠炎患者不宜

根据医学表明,慢性胃肠炎患者大部分都有脾胃虚寒,只不过症状的明显度因人而异。对于这类人群,当腹部受凉或者进食寒性食物以后,容易发生腹痛、腹泻等异常症状,若饮用苦丁茶,自然容易导致症状加重。另外,老年人随着年龄的增长,脾胃功能逐步减弱;婴幼儿年龄较小,脾胃功能没有发育健全,这两类人群都不宜饮用苦丁茶,否则容易导致消化不良,出现脘腹冷痛、食少便溏等不良后果。

感冒上火者不宜

风寒感冒,往往会出现恶寒无汗、鼻流清涕的症状,此时,千万不能饮用苦丁茶,因为苦丁茶有败火的作用,又由于风寒感冒是身体受到风寒的侵袭,首先要驱除体内的寒气,而苦丁茶是散风热的,会阻止寒气的散发,加重感冒的程度。饮茶后不利于风寒的散发,使人体温度忽冷忽热,无益于身体康复。

对于风寒感冒的患者,尽量吃些温热的食物,比如生姜、荆芥,日常饮食也要注意温热适中,不能过热,也不宜过冷,尽快帮助体内寒气消散。

与风寒感冒相比,感冒体温低和体温高都需要注意,有些感冒上火的患者,可以适当饮用苦丁茶来降火。感冒上火主要有两种类型:一种是寒包火的感冒,该种感冒症状主要为流清鼻涕、咽部红肿、发热等。另外一种是风热感冒,主要症状为喉痛、面红、舌苔黄等。靠喝苦丁茶来泻火、清热,能缓解感冒的一些症状,如咽喉肿痛、头疼、眼睛肿胀等,但不能预防和治疗感

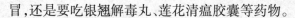

冒，还是要吃银翘解毒丸、莲花清瘟胶囊等药物。

更值得注意的一点，很多人误认为冬天受寒感冒便是风寒感冒，这是不正确的。根据临床医学表明，一部分体质偏热的人，平时通常会出现上火、舌尖呈红色，如果患上风寒感冒3~5天之后，便会转化为"寒包火"的感冒，要按照风热感冒来治疗的。转化的标准很好分辨，即嗓子会出现肿痛感，在这时，可以喝点苦丁茶来泻火清热。

虽然苦丁茶具备降血脂、促进冠状动脉血流量、增强心肌供血、抗动脉粥样硬化等功能，但是，平时经常拉肚子或者是中老年人，即便患有"寒包火"感冒，也不应该喝苦丁茶，若这时想通过饮茶来降温、降火，那么，寒性的苦丁茶容易引起或加重腹泻，不利于人体对食物营养的摄取，导致身体机能下降，感冒自然不易治愈了。

体质虚寒者不宜

在夏天，人们喜欢喝茶降暑。因为苦丁茶性质属寒凉类，因而寒性体质的人夏天最好别饮用，冬天也同样如此。若你是热性体质者，适当饮用苦丁茶，则能起到清热解暑祛火的功效。通常情况下，体质虚寒者表现为畏寒、出汗少、容易腹泻；热性体质的人容易面色红赤、舌燥便秘、口干汗多、易发火等。虚寒体质的人，经常感觉手脚不温，害怕低温寒冷。因而应当多吃羊肉、狗肉等温性食物，以便于温阳散寒。若时常饮用寒性的苦丁茶，容易损伤体内阳气，严重者容易使中阳虚损，从而引发腹痛、腹泻等不适症状。

经期女性与产妇不宜

不管是处于经期女性，还是刚分娩的妇女，都不允许饮用苦丁茶。如女性处于月经期，身体处于失血状态，身体的抵抗力和免疫能力下降，若再喝寒性的苦丁茶，会致使气血凝滞，阻碍经血的排出，引起痛经症状，严重的甚至会导致月经不调。对于时常出现痛经的女性，即便不是在经期，也不宜喝苦丁茶。孕妇在刚生完宝宝时，身体变得非常虚弱，最好多吃温补性的食物，不应喝寒性的苦丁茶，因为会影响产后子宫的恢复。孕产期间喝苦丁茶容易伤及脾胃，从而导致日后时常下腹冷痛、害怕寒冷，且缠绵难愈，给自己

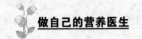

造成痛苦。

❋ 营养豆浆，禁忌不少

　　豆浆在人们生活中非常常见，新鲜的豆浆四季都能食用。春、秋季节饮豆浆能够滋阴润燥，调和阴阳；夏饮豆浆，消热防暑，生津解渴；冬饮豆浆，祛寒暖胃，滋养进补。随着生活的发展，人们越来越讲究饮食搭配，豆浆喝出许多新花样。不过豆浆营养虽丰富，但也有禁忌，不能"贪杯"。

　　在发达国家，人们将豆浆称为"植物奶"，这样的赞誉可见豆浆的营养价值。豆浆中不但富含人体必需的植物蛋白与磷脂，而且有一定量的维生素 B_1、维生素 B_2、烟酸以及铁、钙等人体必需的无机盐。因而，豆浆是日常生活中具备降压、降脂功能的理想饮品，合理与其他食物搭配，能有效补充人体需要的营养元素。但是，豆浆不是人人适宜、多多益善的，喝豆浆要注意几点禁忌，真正做到喝出营养，喝出健康。

豆浆并非人人皆宜

　　如今，豆浆作为健康价廉的饮品，已经进入千家万户，特别是早餐时间，人们为了快速补充营养，一杯或者一碗豆浆是常选的。然而，豆浆虽然营养丰富，但是并非每个人都适宜饮用。由于豆浆性略偏寒，多饮容易产生腹胀、打嗝的现象，严重的容易诱发腹痛，所以，若患有严重的消化性疾病或者患胃溃疡的人群，都不应当饮用豆浆；肾结石患者也不宜饮用豆浆，由于豆浆中富含草酸盐，若大量饮用，豆浆将会和人体肾中的钙发生反应，从而形成结石；另外，缺铁性贫血患者与痛风患者也不宜饮用豆浆，容易加重病情。

未熟豆浆不能喝

　　在豆浆加热过程中，当看到泡沫开始上涌，人们便误以为已经煮熟，实际上豆浆还是生的，喝生豆浆对人体的危害是很大的。由于豆浆未煮熟，里面含有一种叫作皂苷的物质，进入人体后便会刺激人的胃肠黏膜，从而引发中毒症状，表现出恶心、呕吐、腹痛、腹泻等不良症状，对于身体健康状况差的人，还会有中毒身亡的风险。

因而，在煮豆浆的时候，必须要延长少许时间，等待到豆浆真正煮熟后再关火，经过 100℃ 的高温，有害物质便会分解，人们便可放心食用。

另外，对于肾脏功能较差、肾功能衰竭和氮质血症患者，不宜大量饮用豆浆，由于豆浆里面含有大量植物蛋白，因而饮用之后会使得肾脏的负担加大。豆浆不能和抗生素类药物同服，若抗生素类药物与豆浆结合，会使豆浆的成分受到破坏。同时，豆浆里面的铁、钙等元素，会大大降低药物的药效。

豆浆不能加生鸡蛋

有人喝豆浆喜欢加生鸡蛋，认为营养更丰富，实际是更加不健康。当蛋清和豆浆里的胰蛋白结合，会生成不易被人体吸收的物质，因而，豆浆和鸡蛋不可同食。

随着科学技术的发展，人们通过研究得出若豆浆与鸡蛋分别煮熟，便能够一同食用。煮豆浆的时候，豆浆中的胰蛋白酶抑制剂已经受热损坏，因而，它根本不会影响蛋白质吸收。另外，胰蛋白酶能够消化蛋白质，并非和鸡蛋中的黏性蛋白结合，可知在二者结合后，蛋白质同样不会受到破坏。而且营养专家指出，豆浆和鸡蛋彻底煮熟后一起食用，就能够使营养提高，使人体摄入的无机盐、维生素等元素更加均衡。豆浆中蛋氨酸含量不多，但是鸡蛋里面的蛋氨酸含量比较多，恰好互补。

豆浆不宜过量喝

不管任何食物，即便其营养价值再高，都不应该"暴饮暴食"，豆浆更是如此。豆浆在体内发酵的速度非常快，喝多以后，身体容易出现不适反应，不利于身体健康。若一次饮用的豆浆量太多，容易引发蛋白质消化不良，使人出现腹胀、腹泻等不良症状。另外，不应该把豆浆储存在保温瓶中，这样容易滋生细菌且会导致豆浆里的蛋白质变性。再者，煮豆浆时若要加糖，最

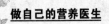

好离火后再加,避免出现沉淀物。需要警惕一点,不能往豆浆中加入红糖,以免红糖里的有机酸与豆浆的蛋白质发生反应,破坏豆浆的营养。

豆浆不宜空腹喝

若人们每天清早起床后,什么食物也不吃,而是空腹喝一杯豆浆,由于人体急需热量,蛋白质便会转化为热量而被消耗掉,使得豆浆的营养大大降低,无法更好地起到强身健体的功能。每天早餐喝豆浆的同时,必须先进食有能量的食物,如适量的点心、面包等,如此便能使蛋白质等在淀粉的作用下,和胃液充分地反应,让人体更充分地吸收豆浆中的营养成分。因此,饮豆浆时尽可能吃些面包、馒头等淀粉类食物。

❀ 要"管住"自己的嘴巴

养生,说到底,就是要我们学会克制自己的不健康饮食欲望,不要"惯"坏自己的嘴巴。

饮食失度是导致疾病和早衰的重要原因之一,均衡膳食应当成为现代饮食科学的重要标准。

我国古代养生家十分重视饮食适量,在节制饮食方面有许多精辟论述和具体方法。被后世称为"医书始祖"的《内经·素问》中,曾一针见血地指出饮食过度的危害"饮食自倍,肠胃乃伤",又具体论道:"饮食不节,起居不时者……则䐜满闭塞(腹部胀满堵塞),下为飧泄(腹泻),久为肠澼(痢疾)。"此后,历代医学家和养生家在节制饮食方面,也总结出许多宝贵经验,概括起来,大致有以下几点。

不暴饮暴食

一次食量过大,使胃的负担骤然加重,易引起胃痛、呕吐、腹胀、嗳气(打

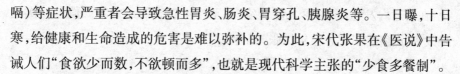

嗝)等症状,严重者会导致急性胃炎、肠炎、胃穿孔、胰腺炎等。一日曝,十日寒,给健康和生命造成的危害是难以弥补的。为此,宋代张果在《医说》中告诫人们"食欲少而数,不欲顿而多",也就是现代科学主张的"少食多餐制"。

古人主张"先饥而食,先渴而饮",唐代药王、长寿老人孙思邈总结道:"不欲极饥而食,食不可过饱;不欲极渴而饮,饮不欲过多。"大饥勿饱食,大渴勿过饮。人在大饥大渴之时,最易一次吃得过饱或饮水太多,从而使肠胃难以适应,造成不良后果。如果出现饥渴难耐的情况,应谨记这些节食训诲,缓缓进食,慢慢饮水,就可避免身体受到伤害。

饮食不可勉强

出现厌食的原因,一是生理性的厌食,二是病理性厌食,三是心理性厌食。不论哪种情况,只要没有食欲,就不应当"努力加餐饭"。积极的办法应当是:加强体力活动,参加娱乐活动,保持精神愉快,创造轻松的进食环境,烹制色、香、味、形俱能引起食欲的饭菜,等等。

关于勉强进食的危害,梁代陶弘景《养生延命录》曾指出"不渴强饮则胃胀""不饥强食则脾劳",而脾胃被中医视为人体健康长寿的"后天之本"。所以注意节食,保护脾胃,是健康长寿的关键。

进食要定时定量

孙思邈《千金要方》说"饮食以时,饥饱得中""每食不重用",讲的就是吃饭要定时定量,并且不要过量。这对维持胃肠正常功能,保持其工作的规律性是十分重要的。明代《修真秘要》说得更明确:"食欲少而不欲顿,常如饥中饱,饱中饥。"这种饮食适可而止、常处不饥不饱状态的节食理论,与现代科学所主张的观点非常一致。

有些人经常吃饭不按时,饱一餐,饥一顿,这是不科学的饮食方法。因人体消化器官的活动有一定规律,进食后胃、小肠、胆囊以及胰腺分泌出各种消化液,使食物中的营养物消化吸收。正常人进食后3~4小时胃即排空,需再次进食,倘若吃饭不按时,就打乱了胃肠的正常活动规律,使胃肠处于混乱状态,增加胃肠负担,使消化功能降低,肠蠕动减弱,有些食物不能消化,在肠道内发酵,厌氧菌大量繁殖,甚至产生有害的致癌物。倘若一次吃得太多,则容易引起急性胃扩张甚至胃穿孔。

胖人更应缩食

古代养生家说:"谷气胜元气,其人肥而不寿;元气胜谷气,其人瘦而寿。养生之求,常使谷气少,则病不生矣。"(语出《太平御览》)可见,肥胖者必须通过削减主食(谷气)摄入量来加强元气(脏腑功能),这样才可避免由肥胖而带来的一系列胃肠道和心血管疾病,从而达到延年益寿的目的。

节制饮食的问题,早已引起全世界的极大重视。意大利学者考纳娄,于1958年著《延身健身的可靠秘法》中提出"节食延寿"说,他自己严格遵守节食原则,每天只吃固体食物360克,喝饮料400克,结果他活到100多岁,他在83岁高龄时还能骑马、爬山和写作。

美国科学家谢尔登,从1928年开办"健身学校"达40年之久,通过节食调节生活制度,使数万名各种病弱患者恢复健康。苏联皮茨赫拉乌里教授,在他1975年所著《高加索人的长寿》一书中,为百岁老人制定的饮食原则是:食量适度。

纵观古今中外养生家的经验,都十分强调节食对健康长寿的作用。所以在饮食养生方面,第一是要全面摄食,使营养平衡,第二是要饥饱得中,保持肠胃的正常功能。在此前提下,因人而异地制定合理饮食制度。这便是古代养生家节食观给予我们的启示,也被现代科学证明是行之有效的保健益寿良方。

❀ 方便食品也能吃出营养

伴随着经济的发展,人们的生活水平大幅提升,同时,人们的饮食结构也随着生活节奏的改变而发生变化。迫于紧张生活的压力,很多人选择食用方便快捷的食品,其中不少是"垃圾食品"。

只有正确选择零食，才能降低某些方便食品对身体的危害。

提起方便食品，绝大多数人都会把它等同于"垃圾食品"，这是传统观念的误区，如今市场上有种类繁多的方便食品在销售，大多数都是高能量、高脂肪、高盐分的食物，往往欠缺维生素、无机盐等人体必需的元素，若长期食用方便食品，就会使人体营养失衡，从而导致健康状况下降。但是，由于工作的压力、时间的紧张等不可调和的矛盾，方便食品食用便捷简单的特点已经让很多消费者难以拒之。因而，为了使身体得到足够的营养，合理挑选方便食品，做出正确的选择，保持自己身体的健康，成为人们必修的课程。

购买时查看包装

俗话说"病从口入"，食品质量和人体健康状况有着巨大的联系。因此，当我们选中某款食品，不管是散装食物，还是包装精美的食品，我们首先要做的是查看物品的质量。所以，首先要关注包装材料上的质量鉴定，其次要注意须微波高温处理的直接接触食品的包装材料与器物，按照国家卫生标准规定，通常是无色包装材料才符合此要求。

在方便食品当中，有的是不须加热的，这些食品食用的包装材料，绝大部分采用聚氨酯型黏合剂复合薄膜袋。然而，这种材料中含甲苯二异氰酸酯，若这种物质遇到高温，便会转到食品里面，最后发生水解反应而生成一种致癌物质。所以要注意这类有害物质的含量，避免含量过高而危害健康。在购买某些快餐时，许多人都会使用有颜色的塑料餐具存放，高温的食物极容易使餐具的有害物质分解，使得食品的质量受到影响，方便面是方便食品中最常见的，所以泡面时尽量选择自备的、非塑料的餐具。

挑选标注齐全的食品

食品的卫生质量是不可忽视的。对于包装食品来讲，很多食品都进行批量生产，有的可能出厂太久而导致质量下降，此时，包装的生产日期和保质期是确定食品过期与否的信息。由于很多食品存放时间过长，容易发生脂肪氧化酸败、淀粉老化等状况，这样的食品不但营养价值不高，而且对人体有潜在的危害。所以在挑选方便食品时，要注意观察其是否在保质期内，还应该选择正规厂家生产的食品，因其信誉度较高，质量也可以得到保证。根据《食品标签通用标准》规定，正规厂家生产的食品，标签、标注必须齐全，主要项目应该包括如下内容：食品的名称、配料表、净含量以及固形物含量、制造者以及经销商的名称与地址、生产日期与贮存指南、质量等级评定、产品标准号等。只要任何一个项目不齐全，均不是合格安全的食品。

在包装食品中，罐头是常见的可以长期存放的食品，也有一些常见的真空包装食品。假若发现罐装食品有涨罐、真空储存食物有涨袋的现象，便不能购买食用。在包装食品中，有些是属于高脂肪的半成品，存放过久会变质腐烂，甚至释放出难闻的气味，这种食物就更不能食用。

搭配果蔬更合理

绝大部分的快餐、即食产品都只能提供高热量，以消解人体饥饿感，但都缺少维生素、优质蛋白以及其他人体必需的微量元素。因此，在日常生活中，绝不能将方便食品长期作为主要食物。另外，方便食品没有新鲜蔬菜，即便调料包里面有蔬菜，也是通过脱水处理以后的，蔬菜当中的维生素也已受到破坏。倘若是油炸方便食品，食品中也许还会有某些致癌物质（如丙烯酰胺），长期食用容易引发癌症。

在吃方便食品时，应该学会科学搭配，合理膳食，使身体获得的营养更丰富、均衡。如在煮方便面时，最好加点蔬菜或者鸡蛋，能够补充一定量的水溶性维生素和无机盐，尽量实现膳食平衡。

低能量食物更健康

合理选择方便食品或其他零食，吃出健康。

挑选食物时，要注意自身实际情况，因为不同的人群需要摄入不同的能量，倘若三餐能量摄入不足，可以稍微多吃些富含能量的零食，以便及时补充能量；相反，倘若是肥胖者，抑或是需要控制体重的人，不应该选择高糖、高脂肪的食品；倘若是三餐蔬菜、水果摄入量不够，多吃些果蔬即可对症解决。

一般说来，选择零食时要追求营养价值，例如水果、奶制品、坚果等就有较高的营养价值，属于零食中的营养补品，能给身体及时补充营养。在吃零食的时间和数量方面，应该根据实际来控制，睡前半小时不能吃零食，否则影响健康。零食口味虽好，但是要适量，不可影响正常饭食而使身体的营养失衡。

❋ 安神养气的饮食

人的情绪往往容易受到周围人、事、物的影响，而出现喜怒哀乐的心绪波动，这在中医中被认为心神不定。因为心主神志，若其功能正常，大脑意识清醒、精神饱满，相反，便会出现失眠、健忘等症状，有许多能养心安神的食物，缓解症状效果颇佳。

在现实生活中，许多人经常会出现神志不宁的状况，首先要学会自我调节，放松身心，体育锻炼便是极好的途径。但是，对于很多中老年人，由于运动不便，而以营养调理为主要的途径。食物进补能很好地养心安神，常见的有小麦、糯米、牡蛎肉等，也有柏子仁、酸枣仁、大枣之类的中药材类。坚持食用这类食材，能够缓解焦虑情绪，辅助治疗劳伤心脾、健忘失眠、多梦易惊等症状，从而实现养心安神的功效。

小麦养心益气

小麦很常见，对于养心神、益心气也有很好的功效，特别是神经衰弱、失眠多梦的妇女，以及中医所讲的脏躁症（神躁不宁，哭笑无常）的人群食用效果较好。根据中医搭配，可以制作甘麦大枣汤，具体制作方法如下：以小麦60克，大枣15个，甘草10克，用水3碗，煎至1碗，睡前一次服完。

米、谷类补血暖脾

糯米能够补气血、暖脾胃，不管是哪一类人群，只要出现体虚、神经衰弱症状，均可服用，通常加些红枣用来煮稀饭，可以滋润补虚、益气安神。西谷米能补脾益气，适宜一切体虚之人，或产后、病后神经衰弱者食用。《柑园小识》云："健脾运胃，久病虚乏者，煮粥食最宜。"若同红枣、莲子或胡桃等煮粥食用更妙。

牡蛎养心血

《本草纲目》中记载，牡蛎（又名生蚝）肉能"细洁皮肤，补肾壮阳，并能治虚，解丹毒"。牡蛎壳性微寒，进入肝、肾中，可以平肝潜阳、软坚散结、收敛固涩。在冬季的时候，生蚝积极储肥过冬，产生大量的葡萄糖，其肉质特别肥美，因而，冬季的生蚝品质是最佳的。与此同时，生蚝富含人体必需的蛋白质和微量元素，是一种兼具食用和食疗价值的鲜美海产品。

龙眼安神补脑

龙眼肉含有丰富的葡萄糖、蔗糖、酒石酸、维生素 A 和 B 族维生素等物质，这些物质能营养神经和脑组织，从而调整大脑皮层功能，改善甚至消除失眠、健忘症状，增强记忆力。龙眼肉是一种很好的食物，也是一味极好的中药材料，具有补血安神、益脑力的功效，是大脑滋补的佳食。在古代中医学中，人们就将白砂糖和龙眼肉放在一块，加火精心熬制，用于治疗由思虑过度而引起的神经衰弱和健忘失眠等。龙眼肉的食用方法推荐如下：取 4～6 枚龙眼肉，加入适量的莲子、芡实等，加水熬制成汤。龙眼肉熬制的汤，通常在睡前服用即可。或取龙眼肉 15 克，酸枣仁 6 克，泡开水 1 杯，晚睡前代茶饮。

桑葚补血养肝

桑葚不但可以补血，而且能够安神。《随息居饮食谱》中讲道，桑葚能"滋肝肾，充血液，聪耳明目，安魂镇魄"，主要用于神经衰弱以及失眠人群，能改善心血不足的情况。出现头昏失眠的症状大多是因为血虚或神经过度紧张而导致的。可用桑葚制作饮食药，比如桑葚膏和桑葚酒，也可以在睡前服 30 克桑葚，效果非常不错。

大枣安神志

在中国民间，人们常用大枣作为补血食品，有益气、安神、养心的功效。使用方法极其简单，用大枣二十枚同葱白七茎煎服即可，《本草汇言》有载："治惊悸怔忡，健忘恍惚，意志昏迷，精神不宁，或中气不和，饮食无味，百体懒重，肌肉羸瘦，此属心、脾二脏元神亏损之症，必用大枣治之。"可见，古代中医相当看重大枣治疗神经衰弱、养心脾、安神志的作用。倘若平时身体虚弱、虚劳烦闷，只要坚持长期食用大枣，能够有效提振精神，对身体大有裨益。

莲子益精活血

莲子是由莲藕采摘而得，具备养心、镇静、安神的功能。清代养生学家曹廷栋在《老恒言》中说："莲肉粥，补中强志，兼养神益脾。"民间多用莲子30个，加盐少许，水煎，每晚睡前服。《神农本草经》中说莲子能"主补中、养神、益气力"。明代著名中医学家李时珍认为，莲子能"交心肾，益精血"，用莲子与芡实、糯米煮稀粥，益精活血。《本草纲目》讲道："莲肉交心肾，厚肠胃，固精气，强筋骨，补虚损，利耳目。"莲子能够治疗情志异常的症状，适于心脏和肾脏虚弱的人。此外，现在有些男性由于阳痿、早泄等症状，时常引发睡眠不好，可以在睡前熬一碗莲子汤服用，会有帮助。

第四章

四季食谱，顺应四时好养生

中医养生观点：人体内在的调理要与四季相适应，采取相应的食物进补。所以，饮食养生之道，关键是要顺应时令的变化，清楚什么时候的食材营养最丰富，明白什么季节该进食什么食物，精心规划出自己的养生食谱，实现以食疗方式达到防病保健、强身健体的目的。

❀ 春季多食嫩笋佳肴

在寒冷的冬季，竹子便在泥土中慢慢长出嫩芽，等到春季到来，嫩芽便会破土而出，肥大而挺拔，这便是人们所说的春笋。初春时节的竹笋比较茁壮，此时的春笋味道最佳，不仅是餐桌上的佳肴，而且它的生发之气，具鼓舞肝胆之效。

庞大的竹笋家族

竹笋属于禾本科竹亚科植物，是苦竹、淡竹、毛竹等的嫩苗。鲜嫩的竹笋也叫作竹萌或竹芽。做成菜肴的竹笋美味爽口，被誉为"菜王"，也被称为"山八珍"。虽然一年四季都有竹笋，但只有春笋和冬笋的质量是最好的，大多在立春后开始挖掘，因为这时的笋体肥大、洁白鲜嫩，口感上乘。竹笋种类较繁多，在食用时可以用不同方法制作，既可以制作荤菜，也可以制作素菜，都能成为佳肴，例如，上海菜中的"枸杞春笋"，陕西菜中的"春笋焖肉"等，都非常有名。

重要的营养价值

春笋味道清淡鲜嫩，营养丰富，含有充足的水分、丰富的植物蛋白以及钙、磷、铁等人体必需的营养成分和无机盐，首先是作为高营养的食物受到推崇。另外，笋中含有大量的胡萝卜素、B 族维生素、维生素 C、维生素 E 等人体必需的营养成分，尤其富含纤维素，有助于增强消化能力、预防便秘。可见，春笋是高蛋白、低脂肪以及粗纤维素的美食。

除了具有丰富的营养价值外，春笋还有极高的药用价值，这不论在古代中医还是现代医学中，其价值都得到了肯定。春笋味甘性寒，具备利九窍、通血脉、化痰涎、消食胀的作用。食用方法很多，可以拿春笋和粳米熬粥食用,也可以直接切成薄片,然后用麻油、盐、姜、醋混合搅拌后食用,对热痰咳喘有不错的疗效。它还有助于治疗小儿麻疹、便结难通。现代医学认为,竹笋具有吸附脂肪、促进食物发酵、有助消化和排泄的作用,是减肥者最理想的食物之一。

各部位物尽其用

春笋每个部位鲜嫩程度不一样,只有分别食用,才能提高饮食的品质。

具体分档使用如下:底部的笋肉偏白,且笋节较稀疏部分属于根部,相对比较老,通常用来煮、蒸、煨或者与肉类一同煲汤,吸取肉汤的精华,味道肥美;中间部分的笋节比较紧密,颜色嫩黄,吃起来比较脆,通常将其切片或切丝,然后和肉丝爆炒,适宜作为很多炒菜的配料;而竹笋尖端最鲜嫩,数量较小,但是营养价值也最丰富,并且口感最佳,通常作为作料使用,如用来炒蛋,清甜可口,也可用作肉丸、馅心的配料,十分可口。

食用谨防过敏

春笋虽然好吃,但并非想吃就吃,食用竹笋要特别注意过敏,由于春笋性寒味甘,其中含有大量的纤维素,因此不容易消化。所以,老人、儿童不宜多吃,大量食用容易对胃肠造成负担,每餐最好不要超过半根,且在食用时要细嚼慢咽。竹笋里面含有难溶性草酸,患有尿道结石、肾结石、严重的胃及十二指肠溃疡、胃出血、肝硬化、食管静脉曲张、慢性肠炎、脾胃虚弱等疾病的患者都不宜多吃笋。倘若大量食用,有可能诱发过敏性鼻炎、皮炎等。另外,本来对食物就容易过敏的人群,还易诱发荨麻疹,因此,一定要慎食。

上品竹笋佳肴

竹笋在烹调时无论是凉拌、煎炒还是熬汤,均鲜嫩清香,备受喜爱,主要介绍两种。

1. 翡翠春笋

准备春笋500克,菠菜叶100克,植物油50克,盐6克,白糖3克,味精3克,淀粉5克,鸡油2克,料酒5克,碱水5克。

制作方法:往锅中加入1 000毫升温水,将水烧开,再把菠菜叶放入沸水中煮一会儿,将其放置稍稍晾干水分,然后剁成菜泥等待使用。将春笋放入沸水中,煮熟后捞起并晾干水分,然后根据实际情况将其切成细长条状,将锅烧热后,将笋条下锅滑油后倒出,趁热锅放入笋条,洒上料酒,加清汤、盐、糖、味精略烧后,投入菠菜泥搅拌,然后取水淀粉勾芡,起锅时加入鸡油装盆。色泽翡翠,清脆可口。

2.春笋火锅

首先用温水将笋涮透,需时10分钟左右,让高温将部分草酸分解,以保证清爽的口感。制作好锅底汤,等水烧沸后将竹笋放入锅中煮熟即可食用,竹笋可谓素色无边,用来做火锅原料,可谓是色、香、味俱全。

春韭助你增强免疫力

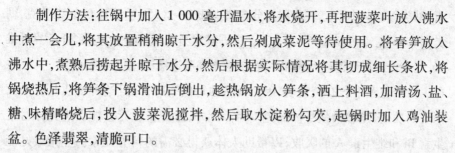

春寒料峭,春韭便已发绿,成为桌上的菜肴。韭菜也称作"起阳草",属于性温食物,能够补肾补阳。春天气候变化多端,冷暖不一,因此,春季可以多进食一些春韭,以祛阴散寒。而且,春季人体肝气偏旺,脾胃消化功能会变得较差。韭菜能增强脾胃和肝脏的功能。

韭菜是多年生草本植物,属于葱科,韭菜的种子和叶都能作为药材食用,能够健胃、提神、补肾助阳等。在中医里,韭菜也被称作"壮阳草""洗肠草",春秋战国时期就作为药材而开始被食用。除了寒冷的冬季,其他季节都能采摘到韭菜,不同的季节品质也不一样,初春时节的韭菜品质最佳,秋季的稍差,夏季的最差。韭菜是一种很好的养生物品,中医专家说,初春多食用韭菜,可以提高人体免疫力。

韭菜的营养价值

韭菜富含维生素C、维生素B_1、维生素B_2,主要成分还有烟酸、胡萝卜素、糖类等。每100克可食用部分含蛋白质2~2.85克,脂肪0.2~0.5克,糖类2.4~6克,纤维素0.6~3.2克。根据科学测试,每100克韭菜含1.5克纤维素,这个含量甚至超过大葱和芹菜,能够增强肠道蠕动、预防大肠癌。

由于韭菜中含有硫化物,因而具备独特的香味,并且这种物质具有杀菌消炎的功效,能够增强身体的免疫力。此外,这种特殊元素能促进人体对维生素 B_1 和维生素 A 的吸收,以帮助人体获得必需的营养元素。韭菜最好能与富含维生素 B_1 的食物(如猪肉类)一同食用,能够实现营养互相补充,增强人体对营养的吸收。但是,硫化物遇热以后,通常容易挥发,所以,在高温烹调韭菜的时候,应当快速出锅,以免硫化物挥发而失去韭菜的独特味道。

韭菜的药用价值

1. 能散瘀活血

韭菜具备活血、散瘀、解毒的作用,能帮助"三高"患者降低血脂,还可以防治冠心病、贫血、动脉硬化等。

2. 能健胃消食

因为韭菜中含有大量的粗纤维,增强肠道蠕动功能;韭菜含有挥发性的硫化丙烯,因而有辛辣味,可以促进消化、增强食欲。另外,人们将韭菜称为"洗肠草",是因为大量的粗纤维能将体内的杂物包裹,与未能消化的杂物和某些毒素一起,通过粪便及时排出体外。还能避免习惯性便秘和肠癌,并且有着保暖和健胃的作用。

3. 可护肤明目

韭菜富含维生素 A,多吃不仅能美容护肤、明目和润肺,还可以降低患伤风感冒、寒喘等疾病的概率。另外,还可以预防便秘、痔疮以及下肢静脉曲张等。

韭菜要科学搭配

俗话说,"一月葱,二月韭"。虽然韭菜一年四季常有,但并非每个季节的口感都处于最佳状态,春香、夏辣、秋苦、冬甜,因而它自古享有"春菜第一美食"之誉。从民间总结来看,我国农历二月期间的韭菜最嫩,这时正值初春，春韭凝结了整个冬天的精华，在春雨的滋润下萌发起生命的欲望，争先恐后地向上伸展，呈现亭亭玉立的身姿。因此春韭的品质好、气味浓香，属于最上乘的韭菜。韭菜的制作和食用各式各样，能作为主料单烹炒，又或当韭菜作为配料时，可以和很多食材搭配，如鸡蛋炒韭菜、肉丝炒韭菜等，也常用来作为面点的馅料，例如饺子、馄饨、锅烙、烙盒子、包子的馅料。

食用韭菜有益处

韭菜中包含丰富的营养元素，如蛋白质、脂肪、糖类、胡萝卜素，各类维生素、纤维素，以及多种无机盐，具有散瘀、活血、补中、助肝、通络等功效。韭菜中含钾比较丰富，每100克含钾380毫克，含钠36毫克，因此，吃韭菜有助于机体内钾、钠的平衡，有益于改善高血压、心脏病患者的健康。民间有谚语道"种块韭菜，祛病消灾"，充分表明了韭菜养生防病的功效。作为营养价值丰富的佳品，韭菜有助于增强体质，提高免疫能力。韭菜也适宜产妇食用，有治血崩、子宫脱垂、产后血晕的功效。

食用韭菜有禁忌

韭菜为辛温助热的食材，若一次性食用过多，极容易导致上火，消化不良，故咽痛目赤、口舌生疮者不宜食用。李时珍的《本草纲目》中记载："韭菜春食则香，夏食则臭，多食则神昏目暗，酒后尤忌。"因此，饮酒者不宜食韭菜。

韭菜对人体的益处很多，可以说是营养的补品。但是，再好的食物也要适量适中，并非多多益善，并且还要注意合理搭配。现代医学讲道，对于阳亢以及热性病症的患者，是不应当食用韭菜的。由于韭菜富含大量的粗纤维，倘若肠道消化能力差的人食用过量会导致消化不良，大量粗纤维刺激肠壁易导致腹泻，因而要适量，通常每顿食用100～200克为宜。

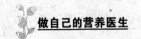

❋ 采食野菜，应该具备基本的常识

野菜以"富含营养、口味独特、绿色天然"成为人们饭桌上的"新宠"。每每到了春夏季节，人们喜欢出去踏青郊游，同时采集野菜，被人们熟知的野菜有枸杞头、荠菜、马兰头等。好的野菜有滋有味，而且防病保健。

野菜营养丰富，含有人体所需的各种营养物质，兼有营养保健双重功效，风味奇特。每当天气变得越来越暖和的时候，大地万物生发，在浓密的草丛中，不难发现很多鲜嫩的野菜，如苦菜、马齿苋、蒲公英等。但是，采摘和食用野菜时一定要谨慎，避免中毒或发生其他意外，因而，采摘野菜的常识是必不可少的。

野菜采摘要慎重

野菜容易受到环境的影响，特别是环境污染，因此，尽量不要在环境污染严重的城市附近采摘，也不要采食被污染的河道附近的野菜。春季容易生虫卵，采摘后一定要将野菜洗涤干净，生吃野菜容易导致腹泻。

另外，在选择野菜时一定要慎重，遇到不认识或者难以辨别的，切不可盲目采食，避免采摘到有毒的野菜。树上的野菜不宜炒食，容易发黏、苦、涩，如榆钱，蒸食为最佳。尤其是小孩在野外采摘野菜，应在大人的陪同下进行，避免误食毒菜。

食用野菜有很多好处，从营养学方面讲，野菜的营养价值极高。因为野外生长的菜，没有受到农药或其他污染，属于纯天然的绿色食品，而且种类多样的野菜能为人们提供多种丰富的营养元素。需要注意一点，婴幼儿不宜食用野菜，因其含有大量的纤维素不易消化；皮肤容易过敏者不宜食用；有肠胃疾病或者血液黏度较高的病人也应尽量少吃或不吃野菜。

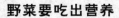

野菜要吃出营养

我国幅员辽阔,不同地区的自然条件各异,生长的野菜也不一样。野菜主要集中在春季,通过炒、煮、拌、烧、熘等办法烹制,便成为人们餐桌上的佳肴。绝大多数的野菜,都应该在水中浸泡一段时间(1~2小时),有的野菜,如木薯、山蒜等,若不浸泡,人们在食用之后,极容易引发身体不适的状况。并且在浸泡之后,还应当通过高温烹饪,将其煮熟煮透,之后方能食用,避免菜中残留某些对人体有害的毒素。另外,野菜采摘后不宜存放时间过长,最好是当天食用。因为存放过久不但味道大打折扣,而且会使营养丢失。

野外常见的野菜

在中国,人们历来都有采摘野菜的习惯,并且随着经济的发展,人们生活水平大大提高了,更加喜欢去体会大自然浓浓的野味,不但追求吃得健康,而且保健营养的意识也不断增强。常见的野菜有很多种类:马齿苋,也叫马齿菜,通常呈红褐色,叶片肥厚,为倒卵形;荠菜,田边地头随处可见,开花为星星点点的,具有凉血止血、补虚健脾的功效;蒲公英也叫婆婆丁,具备清热解毒的功能,同时能增强人体免疫能力,可利胆和保肝;苦菜也称作取麻菜或苣荬菜,茎为黄白色,叶片呈圆状披针形,叶子的表面为绿色,背面呈灰绿,开花为鲜黄色,苦菜富含无机盐,还可以清热、消肿、化瘀、解毒、凉血、止血;蕨菜又名蕨儿菜、龙头菜,在野菜中比较常见,蕨菜能起到清热润肠、降气化痰、利尿安神的功效;小根蒜又名薤白、小根菜,呈不规则卵圆形,表面黄白色或淡黄棕色,底部有突起的鳞茎盘,它的茎叶长得很像蒜,也有葱、蒜的味道,主要吃法有小根蒜拌豆腐、小根蒜白木耳粥、小根蒜炒鸡蛋等;薄荷又叫薄荷菜,可作药用亦可食用,有效防治伤风感冒,薄荷是炎热夏日防暑降温的佳品。

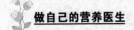

❀ 夏日炎炎，清热祛暑

健康的身体，必定离不开健康的饮食。在烈日炎炎的夏季，若不重视饮食健康，非常容易感染疾病。尤其是老年朋友，夏季更应该注意饮食保健。所谓的饮食保健，也就是以食疗的方式改善生活，实现清热、祛暑、解毒，确保身心健康。

在夏季高温中生活和工作，人体需要更多的能量补充，若气温过高而得不到适当的缓解，并且人体需要的能量得不到及时补充，营养代谢就会受到限制，人的生理容易出现问题，健康状况便会下降。在高能量消耗的夏天，需要及时补充蛋白质、水和无机盐，还有必需的维生素和微量元素，以保证机体系统正常运转。夏季饮食需要清爽而不油腻，以刺激胃口、增进食欲。实质上，适宜夏季食用的食材众多，常见的如绿豆、西瓜、黄瓜等凉性的食材，都具有良好的降温祛暑功效。

西瓜消暑壮阳

西瓜不仅可以清热解毒、除烦止渴，并且能利尿，促进肠道消化，所以，尤其是从事露天工作或在室内高温环境下工作的人，宜多吃些西瓜。西瓜性寒，味甘，归心、胃、膀胱经；能够清热解暑、生津止渴、利尿除烦。西瓜皮切丝，开水焯后捞出，可与熟鸡丝、瘦肉丝加调料食用。西瓜汁液中还含有人体所需的丰富的营养物质，如蔗糖、葡萄糖、果糖、瓜氨酸、丙酸、丙氨酸、谷氨酸、精氨酸、磷酸、苹果酸、盐类，以及胡萝卜素、维生素 C 等。

绿豆降暑开胃

绿豆汤、赤豆汤，不但可以防暑清热，还可以解毒开胃。在炎热的夏季，从事较大强度的劳动，人的能量消耗巨大，非常容易倦怠、乏力，这时喝绿豆

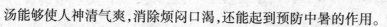

汤能够使人神清气爽，消除烦闷口渴，还能起到预防中暑的作用。

夏天除了喝绿豆汤，还可以自己动手制作保健茶，绝大多数保健茶都具备解暑热、爽身提神的作用。如，自制盐茶：分别取食盐1克，茶叶5克，加开水500毫升，冲泡，凉后饮用便可，能够祛热解暑。自制菊花茶：取白菊花5克，采用500毫升开水冲泡，凉后饮用便可，能够清热解毒。

黄瓜降暑美容

黄瓜，原名胡瓜，原产于印度，西汉张骞出使西域时将其引入中国。黄瓜肉质脆嫩，汁多味甘，生食生津解渴，而且具备其他食材没有的特殊芳香。黄瓜含有大量的水分，保证了黄瓜的鲜嫩品质，其纤维素较细，非常容易消化，并且还能在一定程度上降低胆固醇，使体内毒素及时排除，有益于身体健康。

黄瓜含有微量的维生素C、胡萝卜素，还含有少量的糖类、蛋白质以及钙、磷、铁等人体必需的无机盐，作为美容减肥的佳品，受到人们推崇。在中医学著作《本草求真》里记载黄瓜"气味甘寒，服此能清热利水"。现代医学证明，在新鲜的黄瓜当中，含有丙醇二酸，有抑制糖类转化为脂肪的作用，因此，经常食用黄瓜能帮助减肥。另外，黄瓜具备一定的美容功效，既可以采用黄瓜汁来清洁皮肤，也可以用黄瓜切片作为面膜，均能够起到保养皮肤的功效。

冬瓜减肥护肾

冬瓜的营养价值非常高，因其利尿，并且含钠极少，因而是消除慢性肾炎水肿、孕妇水肿的良好食材。冬瓜有丰富的维生素和人体所必需的微量元素，能改善和平衡人体代谢功能。冬瓜具有抑制体内糖类转变的功能，降低糖类变成脂肪的比例，进而防止肥胖，促进人体健康。用冬瓜500克，切块，煮汤3碗，少加些盐调味，1日服3次；或用鲜藕250克，白糖适量，共煮水服，每日1剂，能够有效消暑降温。

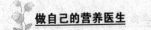

适宜食用的其他食物

除了丝瓜、黄瓜、冬瓜等瓜果类食物以外，能够清热祛暑的食物非常多，而且在生活中均较常见，如苋菜、莼菜、马兰头、茄子、鲜藕等诸多食物都适宜夏季消暑降温。在炎热的夏季，人们尤其是老年人应尽量少吃油腻食物，多吃清淡的食物，以免诱发其他疾病。

❀ 夏日"空调病"，姜汤来防治

随着经济的不断发展，人们的生活水平不断提高，曾经只能在大厦、酒店见到的空调，如今已经普及到百姓生活中。在炎热的夏季，空调使人清凉，心情舒爽，但是，随着空调使用增多，引发很多人患上"空调病"，此时，一碗姜汤就能有效治疗这些"空调病"。

所谓的"空调病"，并非是自己对空调吃不消，从而使得身体出现病状，主要是长时间开启空调调节温度，冷风或热风无形中使得身体适应机能衰退，抵抗力下降。当患上这类"空调病"，便容易引起其他各种流行病。

空调病的起因

实质上，当空气比较干燥的时候，很容易引起空调病。夏天气温较高，人们往往会开启空调器制冷，空调能使人瞬间凉爽，使得夏天因高温产生的烦闷快速消散。但是，空调运转会产生大量的冷凝水，导致室内的空气变得越来越干燥。长期处在这种干燥的空气中，通常令人的眼睛和嘴唇缺乏水分，因而变得干燥；相同的道理，因为夏天通常穿衣较少，因此人体皮肤得不到衣物的遮盖，使得绝大多皮肤表面裸露在空气里，即便不做运动，也不流汗，同样会使身体的水分大量散失，从而缺乏水分而变得干燥。除此之外，在人们呼吸的过程中，吸入的是干燥的空气，呼出的几乎是饱和的湿气，这时体内、体外湿度失衡,无形中导致人体中水分的流失,若时间久了,自然感觉鼻黏膜、气管黏膜变得干燥,甚至皮肤会出现干燥起皮,导致人体免疫机能下降甚至失调,此时,各种病毒便会乘虚而入,引发感冒、咳嗽等疾病。

从上面分析可知,在室内长期使用空调器制冷,容易引起鼻塞、眼睛干涩等症状,还易引发关节、肌肉痛等方面的疼痛。找出空调症的起因,只需适当应对,即可以较好地预防。

1. 呼吸道疾病

空调的吹拂易使人的呼吸道变得脆弱,长久如此病毒就容易通过呼吸道进入体内,而使人患上呼吸道疾病。若病症较轻,则出现咳嗽、打喷嚏、流涕等感冒症状,发展为上呼吸道疾病。空调诱发较严重的下呼吸道疾病,即为肺炎。特别是长期在中央空调下工作或学习,若身体出现异常,要及时就医,因为严重的会导致呼吸衰竭而死亡。

2. 大脑神经失衡

长时间吹空调,经常会出现头晕目眩、两眼冒金星,并且出现记忆力衰退的情况。根据医学测试表明,阴、阳离子失调也让人们的大脑神经系统跟着紊乱失衡。因为人长时间待在空调运转的环境,诱发了大脑神经失衡,以致出现上述现象。

3. 肠胃及关节着凉

不管是老年人还是年轻人,长时间处于空调制冷的环境中,都很容易引发关节疼痛。因为室内和室外温度的差异,很容易干扰交感神经的兴奋,从而诱发神经紊乱的状况,这种症状往往发生在女性身上,主要表现为月经失调或者小腹疼痛。

自制姜汤效果佳

1. 风寒表证型空调病

主要表现是恶寒发热,无汗,头痛,周身酸痛,鼻塞不通,喑哑,喷嚏,流清涕,有少量清稀痰,苔薄白,脉浮紧。最好选择辛温发散而清淡易消化的食物及药膳。该类型的症状可以用自制姜汤治疗,具有不错的疗效。芫荽生姜汤:主要原料为芫荽(香菜)和生姜,各取 10 克即可。制作时,首先把芫荽洗净切碎,生姜洗净后用小刀切成薄片。将生姜放入锅中加水一碗,在火上煮沸 2 分钟,然后加入鲜芫荽及调味品出锅即可。芫荽辛温,能够健胃消食、利尿通便、祛风解毒;生姜性温味辛,具有发散风寒、温中止呕的功效,二者合理搭配食用,能祛除闭锁在体内的风寒邪气,另外,对胃寒恶心也有一定疗效。

2. 风热表证型空调病

患者表现为发热,微恶寒,鼻塞,流涕,咽喉痒、痛、红、干,欲饮水,咳嗽痰黄,舌苔薄白,脉浮数,宜选择辛凉发散、清淡易消化的食物及药膳。桑菊浙贝茶(由桑叶、菊花、浙贝母调配而成),具有疏风清热、解表宣肺的功效,适用于有发热头痛、鼻塞咳嗽症状的空调病患者。

3. 暑湿外感型空调病

该类型症状为身体发热难耐,有时害怕寒冷,有时大汗淋漓,但体内的热量却无法散发,同时出现头昏脑涨、胸闷气短、呕吐恶心等常见症状,人的消化功能下降。应该挑选清热解表、祛暑利湿,并且有助于消化吸收的食物及药膳。例如,扁豆性平味微甘,具有健脾和胃、清热祛湿的功效;荷叶性凉味苦辛,有一定香味,不但可以清热解暑,且能祛湿止泻;粳米性平味道甘甜,能够保健脾胃。

✿ 夏季饮食,宜淡不宜腻

夏季伏天十分炎热,是很多疾病的高发季节。盛夏时节,天气闷热潮湿,人体调节系统难以适应时,会使消化系统、神经系统出现问题,导致皮肤干燥、长期发热,这在中医学里称为"疰夏",为此引发头昏脑涨、口干舌燥等不适状况,要少吃油腻食物,多吃带汤的饮食。

立夏开始之后,温度通常会迅速攀升,有时候会达到人体难以适应的程度,人的肠胃功能会削弱,食欲也会不如其他的季节。所以,饮食主要以清淡为主,避免加重肠胃负担。通常情况下,应该多吃富含维生素的食物,每个星期最好进食一两餐粗粮,还应该适当安排稀饭和干饭。千万不能经常吃大鱼大肉,同时尽量少吃或者不吃油腻辛辣的食物,以免导致身体内、外皆热的情况,引起痤疮、口腔溃疡、便秘等不良病症。

汤水补血又祛火

夏季高温,当人们进行各种活动时,会消耗人体更多的能量,身体也需要更多的营养物质和津液来滋养。饮食要注意多吃汤、羹、汁类的食物,此类食物比较清淡,通常可以很好地被人体消化吸收,且其一般具有养生保健的功效。与此同时,最好避开油腻厚味的食物,油煎或油炸的食物更要少吃,每日进食应该以少食多餐为原则。夏季一日三餐,应该安排两顿稀饭、一顿干饭,多吃粥、豆浆、汤类食物,这样不但能补充夏季流失的大量水分,同时可以增强消化功能,尤其是肠胃虚弱的人群,更应该多进食汤水。

在炎炎夏日中,人体内火上升,人们时常会感到身体上的不适,出现较大的心理波动,如情绪烦躁、焦虑、失眠的情况,在医学上,这被叫作夏季情感障碍,宜多吃瓜果、汤水滋养、降暑。

多酸多甜避"苦"暑

根据医学理论和实践总结,夏季酷暑潮湿,饮食上应该讲究清补。在人们的实际生活当中,高温难耐的夏季,人们最常用的解渴降暑方式就是吃大量的冷饮,这其实是不健康的,因为寒湿之气会侵入人体中,导致脾胃失调,而且冷饮食过多,往往会导致食欲下降、消化功能障碍,以致使人体出现不良的反应。根据中医养生学的观点,暑湿无助于脾的保养,并且,味苦的食物具备泻燥的作用,不宜多食,可以总结出结论,日常饮食中以多食甘凉为宜。另外,夏季归心,而心喜凉,最好多吃酸性食物,如菠萝、芹菜、李子、桃子等。

新鲜蔬果应该多食

新鲜蔬果富含纤维素和糖分,多进食这类食物,能有效地补充人体必需的能量与水分,让人倍感清爽,不致产生厌食、挑食的情绪。常见的瓜果类蔬菜不少,生活中容易获取,是不错的夏季滋补食物。柿子椒、小白菜、油菜等,富含维生素 C,具有抗病毒功能;卷心菜、西蓝花等绿色蔬菜,富含维生素 E,能够增强人体免疫能力。但是,在夏季生食果蔬类食物,一定要清洗干净,以免诱发腹泻、痢疾等疾病。

适当增补盐与水

在夏天进行活动,特别是高温作业的人群,因劳累工作,往往会出很多汗,易导致人体的生理代谢异常,如唾液和胃液分泌量变少,胃酸浓度下降等。在高温下长时间工作,如果体内的水分和盐分得不到及时供给,容易水盐代谢紊乱,出现口干舌燥、心烦头晕等症状,人开始变得疲乏无力、体力下降,无法维持正常的工作,严重者会引发中暑甚至生命危险。

因此,在炎热夏季,不论是日常生活的人,还是高温烈日下工作的人群,都应该及时补充水分和盐分。可以通过喝淡盐开水的方式补给,一般每 500 克水中,添加 1 克左右食盐最好。另外,咸绿豆汤、咸菜汤、盐茶水以及含盐汽水等,都能够很好地消暑降温。如此一来,既能够消暑解渴,也可以及时补充必需的盐分。夏季饮水应该遵循多次少量的基本原则,不能喝得过多过快,通常每次饮用 1～2 杯为宜。

❋ 夏季防胃病,重点在调理

对于胃病来说,中医学认为,需要"三分治七分养"。夏秋季节是胃病高发时期,特别是气温比较炎热的夏季,绝大多数女性都怕凉,但又喜欢猛喝冰镇饮料、水等。如此一来,便容易使胃部着凉,导致胃功能下降,健康状况受损。

夏末时节,天气阴晴不定,冷热变换频繁,便容易使人体脾胃内虚,抵抗

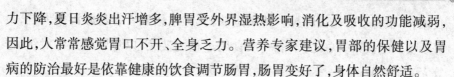

力下降，夏日炎炎出汗增多，脾胃受外界湿热影响，消化及吸收的功能减弱，因此，人常常感觉胃口不开、全身乏力。营养专家建议，胃部的保健以及胃病的防治最好是依靠健康的饮食调节肠胃，肠胃变好了，身体自然舒适。

活血发汗的生姜

根据民间谚语"冬吃萝卜夏吃姜，不用医生开药方""家备小姜，小病不慌"，这是有科学道理的。在生姜中，有很多挥发性姜油酮和姜油酚，能够活血、祛寒，还能够促进汗液排出，能够健胃止呕、消水肿、祛腥臭。在每日进餐的时候，可以配上几片生姜或者姜丝，也可以剁成姜泥食用，具有健脾和胃、增进食欲的功效。

营养丰富的粥类

在炎热的夏季，胃部的负担加重，应该吃些容易消化、营养丰富的食物，避免肠道受到过度刺激。如八宝粥这样的粥类，既营养又易于人体吸收。八宝粥中有一定量的杏仁、花生、白糖等，能给人体提供大量的热量，有助于胃部的保健。而花生富含蛋白质和脂肪，具有保护胃的功效。胃部保健不能忽视早餐食物的调配，早餐通常以鸡蛋羹、鸡蛋汤、煮鸡蛋、豆制品等为宜，并且应该加些蔬菜、水果等。自制养胃粥：准备1瓶酸奶或者鲜奶、燕麦粥、1个煮熟的鸡蛋、适量的水果，混合熬粥即可食用。

治疗贫血的菠菜

《食疗本草》载菠菜能"利五脏，通肠胃，解酒毒"。菠菜具有促进胃与胰腺分泌的功能，并且有助于肠胃消化，增强人体吸收。另外，菠菜富含纤维素，可有效促进肠道的蠕动，帮助及时排便、排毒。但是，菠菜中含有大量的草酸，会影响钙质的吸收，最好不要与豆腐、紫菜等高钙食物一起进食，以免形成结石。可在烹煮前轻焯，除去草酸。菠菜中的维生素C和叶酸含量丰富，能够增加产妇对铁元素的吸收，且对于缺铁性贫血者，也是非常理想的食物。

倘若是一个体质敏感的人，在食用菠菜时，必须先将其放入水中焯下再

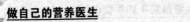

食用,尽量将草酸盐去除掉。特别是缺钙、肺结核或者容易腹泻的人群,最好不要生吃菠菜。总之,不能一次食用过量的菠菜,以免影响人体对钙、锌等元素的吸收。

健胃解毒的包心菜

根据医学界实践证明,包心菜具有解毒消肿、清热利水的功效,健脾养胃作用明显。若出现由内热导致的胸闷、口渴、咽痛、小便不畅、耳目不聪、睡眠不佳、关节不利和腹腔隐痛等症,都可以食用包心菜而得到改善。包心菜含有维生素 C 等成分,将卷心菜和陈皮、蜂蜜、薏米同煨,能辅助治疗很多疾病(如治疗胃脘胀痛、上腹胀满及胃、十二指肠溃疡等),搭配赤小豆、冬瓜、冰糖,用火煨熟以后食用,具有消肿利水的功效。不过,要注意大便溏泻和脾胃虚弱者尽量少吃。卷心菜富含防衰老的抗氧化成分,能增强免疫力、有益身体健康。钾对防治高血压很有益处。维生素 K 能够避免血液快速凝固,增强骨质。包心菜中含有维生素 U,能起到保护黏膜细胞的功能,能够有效防治胃火及胃溃疡。

实用价廉的南瓜

南瓜是人们经常食用的瓜菜,且日益得到城市人的青睐。南瓜营养非常丰富,含有大量的淀粉和蛋白质,还有 B 族维生素、维生素 C 以及胡萝卜素,同时含有钙、磷等元素。南瓜不但有较高的食用价值,并且有着不可忽视的食疗作用。据《滇南本草》记载:"南瓜性温,味甘无毒,入脾、胃二经。"南瓜能润肺益气、化痰排脓、驱虫解毒、治咳止喘、疗肺痈便秘,并有利尿、美容等作用。另外,《本草纲目》中也有记载:"南瓜性温,味甘,入脾、胃经。"南瓜中含有大量的果胶,对细菌与有毒物质有吸附功效,若体内重金属的含量过多,可以多食用南瓜,能够在一定程度上起到排毒的作用。同时,果胶能有效防护胃部,预防胃部溃疡,可用南瓜煮粥或汤,滋养肠胃。此外,南瓜子有治疗前列腺肥大、防治动脉硬化和胃黏膜溃疡的功效,是中老年男性的重要滋补食物。

❀ 秋季食润肠食物防便秘

秋季往往非常干燥,体内及津液分泌不足,肠道变得干涩,因而很容易引发便秘,影响人们的正常生活、学习和工作。当然,便秘并不可怕,只要加以适当的营养调理与治疗,一般很快就能缓解、消除。

在干燥的季节,人体内需求的水分大增,致使大肠运动缓慢,排便时出现不正常的现象。若发现及时并给予治疗,对身体不会有大碍,但是,若没有引起足够的重视,也可能会变得严重。因为当人出现便秘(48 小时难以排便),严重的就会导致腹痛、恶心、烦躁、失眠等症状。对于冠心病、心绞痛、心律失常等患者,排便不畅容易引发急性心肌梗死、心脏停搏等,也可能会诱发脑出血。因而,在干燥的秋季,要重视便秘的预防。

多食粗纤维食品

目前,在食品商店里面,随处可见各种各样的粗纤维食品,这类食品不但能为日常提供营养,而且有助于改善肠道功能,如饼干、面包、麦片等都打上了"粗纤维",说明其越来越受到人们的欢迎。粗纤维作为能够持续性地刺激肠肌的因子,能够促进肠蠕动,保证大便通畅,不致使粪便在大肠内长时间滞留。人们常说的粗纤维,也就是膳食纤维。这类食物有很多,如粮食、水果、蔬菜、豆类等。总之,食用含粗纤维的食物,能够帮助肠道消化,增强肠胃功能,可以说有不少的好处。但是,凡事都有一个度,要注意控制食量,否则容易导致腹胀的状况,而且,若盲目地吃粗纤维食物,而不对症下药,反而会适得其反,极可能导致便秘病情加重。

萝卜促进肠胃蠕动

《食疗本草》中记载萝卜可以"利五脏,轻身,令人白净肌细"。由此可见,萝卜不但能够使人五脏调和,而且具备美容养颜、滋润皮肤的功能。根据医学研究表明,萝卜中含有葡萄糖、蔗糖、果糖等,且富含多种维生素以及微量元素,会使肠道更有规律地蠕动,避免食物在肠道长期存留,帮助身体平衡食物代谢,及时排出身体内的有毒物质。萝卜所含热量较少,1千克中只含0.8千焦的热量,但是萝卜中的纤维素含量较高,人食用以后,容易产生饱胀感,无形中帮助肥胖者控制体重,甚至减轻体重。

香蕉润滑肠道

很多人会因为工作紧张繁忙,而错过排便,长期出现这种情况,会使直肠感觉神经反应变慢,从而引发习惯性便秘。若出现这种情况,最主要的是养成定时排便的习惯,使自己的神经调节处于正常、规律的状态。若想用食物防止这类便秘,需要多吃些润滑肠道的食物,比如香蕉。然而,进食香蕉不能过量,一般每天1~3根即可,否则会诱发或加重便秘。还可以借助精油,如柠檬草油、茴香或者葡萄籽油等按摩腹部,激活肠道神经,以便更好地定时排便。

补充 B 族维生素

很多时候,人们都在为生活奔波劳累,精神过度紧张,长此以往便会抑制肠蠕动和消化液分泌,使人消化不良,导致便秘。此时,可以补充B族维生素。除了上述方法之外,采用直接服用多维元素片进行补充,既可以预防便秘,还能增强免疫力,预防其他疾病,通常会更有效果。有的时候,人们长期久坐不动,肠道肌肉就变得松弛,蠕动功能减弱。又由于女性腹肌天生较弱,送便排出的力量小,因此更容易出现便秘。针对缺少运动而产生的便秘,应对方法如下:空腹饮水,然后做仰卧起坐1~2分钟,或沿着结肠走向顺时针按摩腹部,刺激肠道、促进肠蠕动。因此,须久坐工作的人要注意隔一段时间便站起来活动活动(每隔1~2小时为宜)。

麻子仁粥

不管是哪一类人群,也不论是何种年龄阶段的人群,发生便秘通常都是饮食不均衡、运动不足、生活不规律等因素造成的。很多饮食都有调理便秘的功效,然而,有些时候也要适当辅以药物,常见的就是麻子仁。

麻子仁具有润肠通便、滋养补虚的功效,适用于邪热伤阴、素体火旺、津枯肠燥所致的大便秘结、腹部满胀、恶心欲呕等。医学盛典《本草纲目》也有关于麻子仁治疗便秘的记载:"大便秘,小便数。用麻子仁两升,芍药半斤,厚朴一尺,大黄、枳实各一斤,杏仁一升,一起熬研,加炼蜜和成丸子,如梧子(梧桐的果实)大。每服十丸浆水送下。"其实,《本草纲目》的制法较为复杂,也可以将麻子仁熬粥,便秘时不妨喝一碗麻子仁粥,一般也能起到治疗便秘的作用。

❀ 调整内分泌,防治妇科病

由于秋季焦躁,而且早晚温差较大,生物钟容易发生紊乱,特别对于很多女性朋友,秋季是出现各种妇科炎症或旧病复发的时期,因此,妇科专家指出,提高对疾病的认知力、引起对秋季妇科疾病的重视、注意增强人体的免疫力,成为妇女的必修课。

俗话说,药补不如食补。所以,妇女在秋季预防妇科疾病,重在饮食调理,日常饮食中注意营养的合理搭配。在天气多变的季节,妇科专家提醒:根据秋季早晚温差大的天气特点,适当增减衣物,注意身体的保暖,以免身体的免疫能力下降,导致人体生物钟紊乱而感染疾病,给自己的生活或工作带来不必要的麻烦,尤其给妇科炎症留下可乘之机。

经期不适,喝热奶加蜂蜜

女性经期不适,主要表现为情绪烦躁,就是焦躁症,并且有些女性会有下腹疼痛、腰膝酸软等症状,晚上失眠易醒,身体疲惫。在每天晚上临睡前,最好冲一杯加蜂蜜的热牛奶,能减轻或消除经期的很多不适状况。由于牛奶中含有钾元素,能够起到舒缓情绪的作用,而蜂蜜中又含有镁,有镇定中枢神经的功能,有助于缓解心理压力,消除因经期产生的不良情绪。

出现痛经多食果蔬

若出现痛经的情况,平时要注意饮食调理,尽可能地平衡营养,不挑食、不偏食,经常食用具有理气活血作用的蔬菜水果,如荠菜、香菜、生姜、洋兰根、胡萝卜等。若自己的身体比较虚弱,常出现气血不足的情况,应该多吃补气、补血、补肝肾的食物,如鸡蛋、牛奶、鸡、鸭等食物,或者是豆类、鱼类、动物肝肾等。

倘若月经已来潮,要注意身体的保暖,千万不可着凉。在饮食方面,更应避免一切生冷、不易消化和刺激性食物,如辣椒、生葱、生蒜、胡椒等。月经期间,更不能抽烟或者喝烈性酒,以免使痛经更严重。在此期间,也可以适当吃些有酸味的食品,如酸菜、食醋等,这类食品能在一定程度上起到缓解疼痛的功效。

阴道炎多吃大蒜

阴道炎是常见的妇科疾病之一。阴道炎症有不同的类型,因此,饮食调理不能一概而论,要根据实际症状采用不同的饮食调养方法。

1. 湿热带下症状

不宜吃太过油腻的食物,而要注意饮食的卫生和清淡。通常要尽量多食用富含维生素的果蔬以及豆制品,饮食调养要注意进食温热的食物,通常不宜吃冰冷的食物,以免伤身。主要食物有芹菜、荠菜、马兰头、绿豆、车前草、蒲公英等,也可以是苦瓜、冬瓜等。

2. 虚寒型症状

在采取饮食调理的时候,要以温补为主,可以食用蛋类、牛奶、瘦肉、鸡汁等。虚寒型症状又分为脾虚和肾虚:若是脾虚,宜食用白扁豆、豇豆、蚕豆等豆类食物,也可以食用薏米仁、莲子、龙眼肉、红枣等食物;若是肾虚,可以食用黑木耳、胡桃肉、龟肉、猪羊肾、乌骨鸡、芡实、金樱子、桑螵蛸等。另外,阴道炎患者常常会出现阴道瘙痒症状,可以食用绿豆、马齿苋、海带、无花果等食物，可缓解甚至消除此症状。

贫血多食高铁食物

根据资料统计，大约有30％的女性有不同程度的贫血情况，出现贫血的因素很多，可能是因为周期性失血，或者是生育以后出现贫血。长期贫血容易导致卵巢功能下降，对女性健康造成影响，该类女性应该适当多食高铁性食物，给身体补充足够的铁元素。补血养血可谓是女性一生的"功课"。含铁元素较高的食物很多，如动物肝脏、瘦肉、菠菜等，不但含铁量大，而且容易吸收。医学专家特别提醒，对于正处于经期的女性，尽量少喝甚至不喝浓茶或者咖啡，因为茶和咖啡中含有单宁酸，人喝了以后会抑制铁的吸收。

妇科癌症多食海鲜

宫颈癌是常见的妇科癌症之一，女性需要适量补充叶酸，富含叶酸的食物有动物肝肾、鱼、蛋、谷、豆制品、坚果，还可以食用菠菜、小白菜、苋菜、油菜等，能够有效预防和减少宫颈癌的发病率。需要注意一点，因为叶酸不耐热，受到高温时容易变质，因而在烹调时注意保持合适的温度，烹调时间也不宜过久。卵巢癌症患者最好多食用高钙食物。有医学调查证明，摄取足量钙质的女性不容易患卵巢癌，可见钙质对预防卵巢癌的重要性。由于钙质有助于控制癌细胞的生长和扩散，因此，适当多吃高钙的食物有益健康。此类食物有豆制品、虾皮、鱼、海带及荠菜等。

✿ 冬季血糖高，严控糖尿病

俗话说，民以食为天，特别是对糖尿病患者而言，饮食对于病情的影响非常大。若不注意控制饮食，或者饮食搭配不合理，将会使病情反复或加重。特别是在冬季，控制饮食能很好地控制糖尿病病情，避免病情加深。

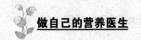

冬季天气寒冷,很多人会出现血糖、血压升高的情况。糖尿病病情容易加重,稍不注意还会发生并发症。因而,就糖尿病患者而言,一定要增强自我保健意识。不但要通过药物有效治疗,而且要自我保健辅助治疗,才能对病情控制取得较好的效果。

瓜果蔬菜营养好

每逢冬季来临,糖尿病患者需要更加注重自己的饮食养生,饮食控制也应该更加严格。糖尿病患者的健康饮食首先就是要每天吃多种类的食物,尝试新的食物。其次需要多吃高纤维食物,如蔬菜、水果、谷类、豆类。但是要记住,在食用时要少加脂肪、糖类、盐。如下是对糖尿病患者推荐的冬季营养饮食:青菜、青椒、韭菜、茄子、冬瓜、南瓜、西葫芦、小麦、玉米、白菜、豆类制品,还有青菜、芥菜、甘蓝、青椒、鲜枣等。糖尿病通过饮食控制能起到一定效果,但是,不可忽视药物治疗,才能够有效降糖。

要保证主食量

人们都知道,对于糖尿病患者而言,应该尽量控制主食,但是,并非是越少越好,有的人为了控制血糖,长期只食用很少的主食,甚至完全不吃主食,以至于出现不良的后果。首先,人体机能正常代谢必须要保证主食的摄入量,若摄入的热量不能满足人体代谢的需要,那么身体系统只能通过分解体内的脂肪和蛋白质,以至于发生营养不良的状况,长此以往会诱发饥饿性酮症。其次,控制了主食,却过多地食用油脂、盐分高的零食类食品,其总热量远远超标,容易并发高脂血症和心血管疾病。总之,要控制主食的摄入量,但又不能太少,以免产生上述不良后果。

饮食要丰富多元

饮食的多元性,并非是什么都吃。因为糖尿病患者不能吃甜食,但有的患者又会误认为口感不甜的事物就可以随便吃,这又陷入了一个误区。比如咸面包、咸饼干等,因为不是甜味的食物而大量进食。但面包、饼干都含

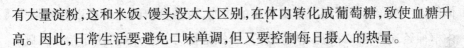

有大量淀粉,这和米饭、馒头没太大区别,在体内转化成葡萄糖,致使血糖升高。因此,日常生活要避免口味单调,但又要控制每日摄入的热量。

❀ 冬季防治手脚冰凉有妙方

不少中老年人冬季有手脚冰凉的状况,往往导致行动不便。贫血和肠胃病患者,或者营养不良、肢体末梢血液循环障碍者,也会出现手脚冰凉的状况。女性处于经期、孕期与产期,会因体虚而出现手足冰凉,这些大多都能通过饮食调理。

在冬季,很多人即使在屋内,也往往会感觉到手脚冰凉,甚至出现四肢麻木的状况。除了天气原因,主要是因为人体本身气血不足造成的。受天气影响,人体的整体温度会随着气温的下降而下降,逐步表现出阳虚的情况。天气寒冷则让人的血管开始收缩,血液的回流能力也开始减弱。手脚发麻的状况常出现在女性中,在医学上,长期的手脚冰凉,可以称为"冷寒症"。

食用花生与芝麻

坚果一般都具有一定的御寒功效,其中花生和芝麻中有丰富的维生素E。维生素E有扩张血管、加强体内血液循环,特别是强化末梢血管的血液流通的功效。每当冬季的时候,人体的心肺气息下降,肾气强盛,饮食宜减少辛辣,来养肾气。此时,要控制饮食的属性,既不宜过于生冷,也不可过于燥热,适合清补甘温的食物,如花生、木耳、鸡、鸭、鱼等,搭配甘润生津的果蔬,如柑橘、梨子、冬枣等。同时,还可以配合一些清润滋补的药膳进行调理。

长期食用西洋参

西洋参性平和,具有补而不燥的特点,泡水饮用可以增强体质,有益身体健康。西洋参具有调节中枢神经的功能,西洋参中的皂苷可以有效强化中枢神经,达到静心凝神、消除疲劳、增强记忆力等作用,可用于治疗失眠、烦躁、记忆力衰退及老年痴呆等病症。西洋参能保护心血管系统,长期坚持服用能够起到抗心律失常、抗心肌缺血、抗心肌氧化等功效。西洋参还能调节血压,可以降低暂时性与持久性血压,对于高血压、冠心病等患者极有帮助,而且还有助于急性心肌梗死、脑血栓的康复。

长时间食用西洋参,还能增强血液的活性,有效抑制血小板凝聚和抗动脉粥样硬化;西洋参有助于红细胞生长,增加血红蛋白的量。西洋参能促进糖代谢和脂肪代谢,从而降低血糖的含量,控制和调节胰岛素的分泌,能辅助治疗糖尿病。

榛子降压又降脂

榛子有丰富的营养,被称为"坚果之王"。在榛子当中含有不饱和脂肪酸、丰富的蛋白质、维生素 A、B 族维生素、维生素 C、维生素 E,还有不少的铁、锌、磷、钾等营养元素。虽然榛子当中富含油脂,但有益健康,能够保护视力,具有降血压和血脂的功能,还具备延缓人体衰老的功能。而且榛子中的大量油脂,有助于人体对脂溶性维生素的吸收,对于体弱多病或者病后虚弱的人具备较好的滋补功效。

中医学认为,榛子具备补脾胃、益气血、明目的作用,对消渴、夜尿多等肺肾不足的情况有很大的好处。在日常的饮食中,榛子既可以炒着吃,也可以煮粥后再食用,还能够煲味道鲜美的榛子汤。但榛子性偏温热,不宜过量食用,否则容易上火。

洋葱营养又暖身

洋葱不但是人们日常饮食的调料,也有不错的医疗、保健作用,因为洋葱富含蛋白质、糖、粗纤维,还含有钙、磷、铁等营养元素,因而,在欧洲地区洋葱被誉为"菜中皇后"。

根据皮色分类,洋葱主要有白洋葱、黄洋葱和紫洋葱。对营养价值而言,白皮洋葱肉质柔嫩,水分和甜度皆高,适合鲜食、烘烤或炖煮;紫皮洋葱肉质微红,辛辣味强,含有更多的蒜素,适合炒烧或生菜沙拉;黄皮洋葱肉质微黄,柔嫩细致,味甜,辣味居中,适合生吃或者蘸酱。

洋葱既可以生吃,也可以做熟以后吃。洋葱主要作为配料或调味品,使菜肴具有独特的香味,既适合中餐,也能用于西餐。洋葱因其气味辛辣,能刺激胃、肠及消化腺分泌,能增进食欲,促进消化,对消化不良、食欲缺乏、食积内停等症有辅助治疗的效果。

第五章

美味食材, 厨房里的俏宝贝

俗话说: "巧妇难为无米之炊。"没有好的食材, 再高超的厨艺, 都难以制出美味佳肴。有许多看似没用、也许随手就被扔掉的东西, 当被用于饮食烹饪, 它们似乎会厨房百变秀, 摇身一变成为养生的宝贵食材。巧用如橘皮、茴香等食材, 营养又健康, 让你真正享受厨房中的人生美味。

✿ 辛香茴香，补肾又护胃

　　将等量的小茴香和粗盐混合装在布袋里，制作成几个茴香盐袋放在家中。感觉身体不适，需要舒经活血的时候，取出茴香袋适当加热，然后用来热敷腰部、腹部、颈部、膝盖等处，有祛寒止痛和通经活络的作用。

　　茴香属于绿色植物，在日常生活中，有大、小茴香之分，都是常用的调料。大茴香学名为"八角"，俗称大料；小茴香的果实是调料，茎叶可作为蔬菜食用，常用于包饺子或包子。跟其他大多数绿叶菜相比，茴香属于热性的，有浓厚的香气，即使放置好几年，香气也始终不散。茴香主入肾经，能够驱寒滋阳，对补肾和治疗胃病有很好的功效。

茴香菜香，温胃散寒

　　茴香耐寒抗旱，存活率较高，生长条件也不苛刻，在我国的南北方都存在。大部分北方人都喜欢用茴香来包饺子或者包子，或者以茴香来做调料。

　　大多数南方人和北方人都喜欢吃茴香，只不过在不同区域，茴香的食法不同，北方主要用来做馅儿，茴香馅的饺子味道非常不错。茴香菜既能当作蔬菜来吃，也可以用来炒菜、做汤，甚至凉拌也别有风味。对于凉拌茴香，需要准备新鲜的茴香菜，将其洗干净切成小丁儿状，加入适量的酱油和醋，再搅拌均匀即可入口，确实是一道芳香可口的凉菜，具有开胃的效果，让人食欲大增。温性的绿色食物还有韭菜、香菜、大葱等，但是，都比不上茴香温热。

茴香菜，能够开胃生津

　　茴香气味辛香，具有理气的作用，对于气滞气逆引发的病可以通调，如胸闷、打嗝、肠痉挛、腹部胀气、疝气、口臭,甚至寒湿脚气等。茴香能够助阳,因此,阴虚阳亢,有实热或虚火者,最好不要食用茴香菜。茴香有轻微的发汗功能,爱出汗的人也不要多吃。体质偏热的人,若非常想吃茴香馅的饺子,应该和凉性食物(如猪肉)搭配,切忌与热性的食物(如羊肉)调配;若想要做成素馅的饺子,也应该搭配偏于凉性的豆腐。

茴香主入肾经,直接温补肾的阳气。茴香不但有调虚寒的功效,还有调节实寒的作用。外感寒邪的时候,吃茴香能够使风寒发散。也就是说,不管是哪种寒症,比如手脚发凉、胃寒爱吃热食或是小腹冷痛等,只要食用茴香都能起到一定的保健调理作用。茴香也入胃经,能暖胃、开胃、养胃,调理各种胃寒型胃病。茴香能使胃寒、胃痛的人暖胃止痛,能使食欲缺乏的人胃口大增,能使消化不良的人增强消化,能使情绪低落的人提振神气。

杏仁拌茴香,可治夏季感冒

若要吃生拌茴香菜,加入一点甜杏仁为宜,既可以调节体内阴阳,还能增强茴香的功效。茴香能发散风寒,杏仁能润肺平喘;茴香能暖胃、消食,杏仁能和胃、化痰;茴香顺气,可以止呕,杏仁降气,可以止咳。茴香能够杀菌止泻,杏仁可以润肠通便,两者同时用,能够维持肠道功能平衡,并且可以预防肠胃型感冒。所谓的肠胃型感冒,也就是外感风寒加上过食生冷或是油腻的食物导致的,主要表现为头痛、恶心等症状。特别是在炎热的夏天,喜欢睡觉开空调,或者吃大量生冷食物的人,最容易患上肠胃型感冒。

小茴香补肾阳

茴香的食用,既可以食用茴香菜,也就是植物茴香的茎叶;也可以食用茴香籽,便是人们常说的的小茴香,人们在做卤菜的时候,经常用其作为香料,还有市场上的五香粉,里面也有小茴香的成分。小茴香种子与茎叶一样,均属于温补性的食材。小茴香能够补肾阳,对于肾阳虚的人,在平时做菜的时候,不要忘记加入一些小茴香,这就是很好的补肾药,既可以温暖下焦,还能够理气,医家还推崇它治疗疝气的功效。事实上,只要是下焦有寒湿、气滞、疼痛的,诸如肾虚腰痛、肠痉挛、痛经等,小茴香均能起到一定的调理功效。若忽然感觉下腹疼痛，身体寒冷，可以取一定量的小茴香煮水，并在水中加入适量的盐，然后直接服用即可改善症状。

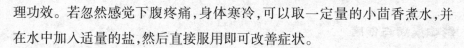 半个猕猴桃，营养够全天

猕猴桃也称猕猴梨、藤梨、阳桃等，因为果皮覆毛，貌似猕猴而得名。其表皮呈深褐色，成熟以后的果肉质地柔软，味道甘甜。在日本，猕猴桃因为有丰富的营养受到人们的推崇。

在中国，猕猴桃原产地是湖北宜昌地区。民间有种说法，秦始皇想要长生不老，于是派徐福东渡到日本，大队人马漂洋过海，经过艰难寻找，终于在一个小岛上寻找到一种"仙果"，就是今天的猕猴桃。这虽是一个传说，但却能反映猕猴桃较高的营养价值早在大众的认识中得到肯定。这种水果到底有何神奇的价值呢？我们一起来看看吧！

丰富的营养价值

目前，猕猴桃不单单作为水果被人们食用，而且还被制成各种各样的饮品，甚至在我国体育运动员中也有很多将其作为首选的保健饮料。猕猴桃中富含维生素 C、维生素 A、维生素 E 等，还含有钾、镁等无机盐，除此之外，有不少元素是其他水果中不常有的，如叶酸、胡萝卜素、钙、天然肌醇等，这些都是人体需要的营养成分。因此，猕猴桃非常适合于老人、小孩或者是体质虚弱的人用于滋补。

猕猴桃富含膳食纤维和抗氧化物质，有清热降火、润燥通便的作用，还能增强人体免疫力；猕猴桃含有抗突变成分的谷胱甘肽，对癌症基因突变有抑制效果，对肝癌、肺癌、前列腺癌都有不错的控制作用；猕猴桃富含精氨酸，有利于人体血液流通，防止老年人发生脑血栓，有效降低高血压、冠心病、心肌梗死等疾病的发病率。

影响疾病与健康

很多人患有抑郁症,由于某些生理基础原因会导致抑郁症,医学研究已经探明,其通常与某种大脑神经递质缺乏有关。因此,心理情绪波动较大的人,平时应该多食用猕猴桃,因为猕猴桃中含有血清类物质(5-羟色胺),这种物质能使人的心情更镇定,情绪更稳定。猕猴桃还富含天然糖醇类物质肌醇(细胞内第二信使系统的一种前体),调节细胞内的激素与神经的传导效应,对于抑郁症患者而言,猕猴桃是食疗的上佳果品,有独特功效。

猕猴桃富含膳食纤维和多种维生素,还有微量的脂肪,对人体十分有益,并且能防止便秘,具有美容养颜的作用;猕猴桃中有大量的叶酸,妇女在准备怀孕时以及怀孕期间,应当多食用猕猴桃,既能强健身体,还有助于胚胎的发育,大大降低畸形婴儿出生的概率;猕猴桃中有大量的叶黄素,人的视网膜若没有足够的叶黄素,容易斑点恶化而致使眼睛永久失明,因此,适量食用猕猴桃,对眼睛有不错的保护作用,特别能降低白内障的发生。

大部分人都喜欢吃烧烤,众所周知,烧烤过的食物中含有致癌物质,猕猴桃中有大量的维生素C,作为一种抗氧化剂,能够有效抑制这种硝化反应,降低癌症的发病率。因而,在吃烧烤美食后,不要忘记吃些猕猴桃。在污染物和农药盛行的今天,很多农产品容易残留农药,但是猕猴桃却因不易生病而较少使用农药,因此,猕猴桃本身不仅有很好的营养价值,同时还是无农药污染的无公害产品,食用更安全。

小果品能开胃

中医学记载猕猴桃味甘、酸,性凉。可清热止渴,和胃降逆。猕猴桃富含有机酸、蛋白质以及维生素B_1,还含有镁、钾、钙、铁等无机盐,特别是含猕猴桃碱,这是其他果品中没有的成分。对于食欲衰退者,具有开胃的作用。猕猴桃能防治消化不良、提高人的食欲,可以取猕猴桃干果60~100克,水煎服,每日早晚分服。

饮食禁忌要记清

虽然猕猴桃的营养价值丰富,味道也非常不错,然而并非人人都适合食用。猕猴桃有滑泄之性,大便秘结的人,可以多吃一些,但是,脾胃虚寒、尿频、月经过多和先兆流产患者则应忌食。因为猕猴桃属于性质偏寒凉的果品,倘若脾胃功能比较差,食用过量就容易引起腹痛、腹泻。猕猴桃中含有大量的维生素 C,不宜和奶制品这样的高蛋白食物一同进食,因为维生素 C 会与蛋白质凝结,不仅影响对食物的消化吸收,还时常诱发腹胀、腹痛、腹泻的状况。因而,食用猕猴桃后,尽量不要立刻喝牛奶或吃乳制品,更不要一同进食。

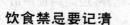

百年陈皮,犹如药中贤妻

在日常生活中,很多食材都会因来不及食用而变质,而陈皮就恰好相反。陈皮作为食材的辅料,犹如贤良的主妇,与不同的食材搭配,能产生不同的效果。

通常而言,陈皮越"陈"越好,自古人们就认为,陈皮搁置的时间越久,味道就越独特,药效也越好,因而常说:"百年陈皮,千年人参。"陈皮晾晒时,其中大量的刺激性的挥发油便会不断地挥发,而且陈皮长时间存放也会慢慢发酵,从而产生很多具有药用价值的成分。

理气、和中的功效

陈皮具有理气、和中的功效,首先,能够让脏腑之气更畅通。陈皮的功效能通达五脏六腑,可调理心肺系统疾病,如上呼吸道感染、痰多咳喘、胸闷;其次,具有祛除体内湿邪的作用,主要能防治与"气""湿"相关的症状,如气滞、气逆、痰湿、寒湿以及脾胃不和等;再次,具有调和中焦的作用,中焦即为脾胃,主治消化不良、胃痛、胃胀、呕吐、恶心等症状;此外,还能调理因肝肾系统异常而产生的疾病,如乳腺增生、乳癌、脂肪肝等,也能缓解小便不畅、大便不通的状况。

具备强效保健的作用

陈皮的基本作用是理气、化痰,中医认为气是人体生命活动的基本要素,倘若出现气滞状况,人体代谢便受到影响,气血不通,体内的整个系统就无法正常运转,废物和毒素滞留体内,便容易生湿、生痰。这里讲的"湿"与"痰",实质上是身体未能代谢掉的浊水和浊物。陈皮的理气功效,能够消除气滞,化解痰瘀,保持体内气血的畅通,以便体内的有害物质及时排出体外。况且,陈皮属性温和能加强气血流通,帮助将体内的浊物化解排除。

感冒离不开的良友

生活中常受到疾病的侵袭,往往都不是什么大病,但是对人的正常生活有不小的影响。感冒是人们最容易染上的疾病,大多由于呼吸道或消化道功能异常而引起的,通常情况下,只要不是热病,陈皮基本都有辅助治疗作用,如消化不良、风寒感冒等。

在早上起床时,倘若发现痰堵在嗓子眼而无法吐出来,但是又没有任何的炎症。此时,不妨试试陈皮的功效。用陈皮泡水来当茶喝,通常情况下,只要喝上半个月的时间,痰堵的症状便能缓解或治愈。实质上,在大部分防治感冒的药物当中,陈皮是常见的药剂配料。陈皮有助于风寒的发散,并且能治疗呕吐、恶心的情况,调和肠胃,畅通气血。

调料调出美味菜

若将陈皮比作人,那么它就是贤惠的妻子,既出得厅堂,也下得厨房!在药房中,陈皮是重要的中药,在家里它是常用的做菜调料,煮粥、煲汤、炒菜都可以用到。尤其是做鱼或肉菜的时候,放点陈皮可调出味道鲜美的菜,并且食疗保健功用强大。日常生活中,生姜是人们常用的调味食材,能够起到去腥味的作用。陈皮也同样能起到调味功能。不宜吃生姜的时候,可以

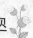

用陈皮代替生姜做调料。有不少食疗的汤方，因为不能太过辛热，都不放葱、姜等调料，而通常选择放陈皮。

陈皮作为调料食用，主要有如下作用：第一，解鱼虾毒，鱼虾类食品大多性质寒凉，陈皮能平衡鱼虾的寒性。第二，制作荤菜时，去除腥膻味，陈皮有独特的芳香，能去除肉类食物的异味。第三，陈皮的辛香配合其他食材的味道，使菜肴的味道更鲜美。

用作食疗有禁忌

陈皮食疗价值高，使用也非常广泛，大部分人都能食用，但是，体弱气虚的人，或者是身体内热严重的人，抑或是有干咳无痰、吐血症状的人均不宜食用，另外，若身体极易出汗者，也尽量少用或不用。

通常而言，拿陈皮泡水饮用，有很好的保健功能。但医生建议做菜时当调料使用，因为在用陈皮泡茶喝时，若陈皮搁置的时间不够久，其中含有过多的挥发性油成分，空腹饮用陈皮茶容易刺激肠胃，反而起不到保健的作用。而将陈皮作为菜的调料，不同的菜品，陈皮能起到不同的效果，能够充分利用陈皮的保健作用。陈皮的吃法很多，如搭配大米煮粥，或者陈皮炖肉，都有不错的食疗价值。

✿ 橘皮做调料，营养又开胃

相信绝大多数人都喜欢吃橘子，而人们在拿到橘子时，首先将皮剥开随手扔掉，其实，小小的橘子皮，同样具有大作用。食用橘子的时候，有必要先将外表清洗干净，然后剥下来的皮用来晾晒成陈皮，比买来的陈皮更干净，并且更便宜。

人们将鲜橘皮收集起来，清洗干净以后，再通过一定的方式晾干就变成了陈皮。橘皮有独特的作用，如缓解晕车症状，治疗便秘、冻疮等，此外还有不错的防病保健功效。

巧用橘皮能防病

橘皮能作为中药材使用。收集一定量的橘皮，一定要将它们用水洗干净后晾干，将橘皮放入度数较高的白酒中浸泡，通常搁置2~3周后便可饮用，具有理气化痰、健胃除湿的功效。浸泡时间越长，酒味越佳，功效也越明显。

橘皮除泡酒之外，还能用来泡茶饮用。因为橘皮当中含有香精油与维生素C，若与茶叶一起冲泡，能起到提神、通气的功效，当然，单独冲泡也有不错的保健效果；橘皮晒干后碾成粉，与酒、冰片一起外敷，具有顺气止痛的作用；将橘皮与萝卜一同冲泡，对便秘能起到一定的缓解效果。

橘皮也能成美食

1. 自制炒橘皮

首先需要准备一定量的橘皮，新鲜的或晾干以后的均可以，将橘皮放入水（或米汤）中浸泡三天左右捞出，然后再将其切成细丝，用来与其他的食材搭配烹炒。橘皮能够搭配的食材很多，各种新鲜的蔬菜都可以，可以与猪肉、牛肉等搭配，味道辛香鲜美。

有的人不知道必须用水浸泡一段时间的原因。这是因为橘皮中有大量的挥发性油，带有很强的苦涩味，倘若不经过浸泡，味道会大打折扣且不利于食用。

2. 自制酱拌橘皮

凉拌橘皮的制法简单易学：将新鲜的橘皮切碎，添加少量的豆瓣酱，搅拌均匀即可入口。这道凉拌橘皮有不错的开胃功能，它既能消食解油腻，还能缓解腹胀、便秘。一次可以多凉拌一些，稍稍搁置一段时间，会更加入味。另外，在制作的时候，先用橘皮与豆瓣酱搅拌好备用，往锅中倒入一定的食用油，将油烧热后，将油均匀地泼在拌好豆瓣酱的橘皮里，味道更香，而且更暖胃。

火烤橘皮治感冒

孩子在感冒初期出现咳嗽、食欲缺乏等症状,但病情并不严重的时候,不用着急服用药物,烧个橘子给他吃或许就能解决问题。橘肉味甘酸,入肺经和胃经,能润燥生津、开胃理气。特别是在秋冬季节感冒,食用火烤橘皮有很好的效果。

烤橘皮也是非常有讲究的,最好用新鲜的红橘,拿筷子在橘子顶部戳开一个洞,往果肉当中渗入少量的菜籽油,也可以用花生油代替。弄好后将橘子放到炉火上烘烤,等到油沸腾且橘皮绝大多数变黑色即可。剥开橘皮,趁热连油带橘肉一起吃下。因为橘子刚经过烘烤而温度较高,况且橘子内部有不少油,在食用时要多加注意,别被高温的油烫伤了。

橘子要经过烘烤再食用的原因是由于橘肉比较凉,烤热再吃不容易伤胃。同时,橘皮部分的有效成分经过火烧析出渗入橘肉,也加强了疗效。在烘烤橘子前,有必要加入适量的油,因为油具备润燥滑肠的功能,可以润肺、止咳,增强大肠排毒的能力。对于加入的油的种类,通常以菜籽油最佳,因为其有散寒解表的作用。尽量不要用橄榄油或芝麻油,由于此类油不耐高温。

食用新鲜橘皮要注意

陈皮是新鲜的橘皮经过晾晒制成的。陈皮有理气调中、燥湿化痰的功效,可用于治疗脾胃气滞所引起的消化不良、脘腹胀满及痰湿所致的咳喘等。陈皮搁置越久,营养和药理作用就越好,新制作的陈皮,通常要放至隔年后才能用。

有些人误以为陈皮就是鲜橘皮,而用新鲜的橘皮来泡水喝,这是不科学的。虽然鲜橘皮和陈皮同源,然而性质却大相径庭。鲜橘皮中有大量的挥发油,药理功效并不怎么好。而陈皮是经过晾干搁置一年以后再使用,此时,皮里面包含的挥发油含量大大降低了,同时,黄酮类化合物含量会相对增加,使得陈皮具有较高的药用价值。此外,橘子在生长过程中,种植者为了防病虫害,往往会喷打农药,因而新鲜的橘皮可能有残留污染物,食用后

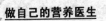 做自己的营养医生

有害人体健康。

❋ 红薯是保健防病的妙药

红薯又称为番薯、甘薯、山芋等,是学名最多的食材之一。红薯属于多年生双子叶植物,每逢深秋季节,都是红薯盛产的时节。红薯味道甜美,富含糖类、膳食纤维、胡萝卜素、维生素等,保健功能强大。

在日常生活中,红薯的营养价值和保健功效早已得到人们的认可,据《本草纲目拾遗》等古文献记载,红薯可以"补虚乏,益气力,健脾胃,强肾阴"。红薯不但营养价值丰富,而且有不错的药用价值,平时多吃一些红薯,有很好的防病保健作用。红薯在现代社会中也同样得到人们的推崇。世界卫生组织曾对健康食品进行评选,在受到推荐的13种最佳蔬菜中,红薯占据一席。

红薯的营养价值

红薯的营养价值极高,能够满足人体需求的大量能量和营养元素。每500克的红薯中,含有热能约2657千焦、蛋白质11.5克、糖14.5克。另外,红薯还有少量的胡萝卜素,钙、铁等无机盐。并且含有维生素 B_1、维生素 B_2、维生素 C 等。

在红薯中,维生素家族的含量也比较大,维生素 B_1、维生素 B_2等维生素,通常比大米要高出好几倍。红薯中还含有烟酸、亚油酸、赖氨酸等,而赖氨酸是大米和面粉中都缺乏的,这又能体现出红薯丰富的营养价值。根据科学研究,由于红薯属于低热量的食物,包含的热量还没有大米多,因此,具有辅助减肥效果。特别是重视身材的女性朋友,食用红薯不但不会发胖,而且红薯中包含有一种特殊的物质,具有和雌性激素相近的作用,能够保护皮

肤、延缓衰老。

防病保健的作用

1. 能够保护心脏

红薯富含维生素 C、维生素 B_6，还含有钾、β-胡萝卜素、叶酸，对于心血管疾病患者而言，这几种成分均能起到一定的预防功效。具体功效如：β-胡萝卜素和维生素 C 有抗脂质氧化、预防动脉粥样硬化的功效；钾能够促进细胞液体和电解质平衡，使体内的血压保持稳定，增强心脏功能的作用；而叶酸和维生素 B_6，则可以降低血液中高半胱氨酸的含量，以免动脉血管受损，从而引起心血管疾病。

2. 能够抑制糖尿病

根据日本专家研究发现，白皮红薯具备抗糖尿病的功效。奥地利维也纳大学也进行了相关实验，临床研究也表明，对于 II 型糖尿病的患者，若食用白皮红薯提取物，其胰岛素敏感性会得到改善，对血糖的控制产生一定影响，从而影响糖尿病。

红薯已被营养学家当作一种药食兼用，营养均衡的食品，它的热量只有同等重量大米所产生热量的 1/3，而且几乎不含脂肪和胆固醇。在日常生活中，适量多吃红薯，有益于身体健康。

不宜过量吃红薯

临床医学证明，红薯具有治疗夜盲症的功效，使用鲜嫩红薯叶与猪肝一同炒食，便是治疗夜盲症的上佳食品。红薯有很多的食物纤维，具备通便利尿的功效，并且可以起到降低血脂的作用。

然而，红薯的进食要注意量，不宜过量食用红薯。首先，红薯含有一种叫"氧化酶"的物质，大量食用后，酶在人体中发生化学反应，导致胃肠道中出现过多的二氧化碳，容易出现腹痛、腹胀的状况。其次，红薯里含糖量高，吃多了可产生大量胃酸，使人感到胃灼热，也就是人们俗称的"烧心"。当胃受到酸液的刺激时，便会加强收缩，但是，胃和食管连接处的贲门肌肉放松，胃里的酸液即倒流进食管，便会出现口吐酸水的情况。并且，若体内的糖分太多,身体无法完全分解吸收,便会长时间滞留在肠道,当糖分发酵以后会引发身体不适。

❀ 吃香菜,把根留住才养心

香菜也被称为"芫荽",是人们常见的香料类蔬菜,能够促进消化,改善食欲不良的症状。香菜适用于各种菜品,包括炖汤、炒菜都可以用。加入汤中,能增添汤的清香,而烹饪肉类菜肴,香菜能去除腥膻味,它是一种不可多得的辛香食材配料。

从中医学角度而言,香菜能辟不正之气,有温中健胃的作用。对于寒性体质的人,食用后可以促进消化、缓解胃部冷痛、改善手脚发凉的症状。此外,还能促进周围血液循环流通。香菜根还有芹菜叶都能食用,特别是在炖制海鲜等肉类食物时,能去除一定的腥味,使得制作出来的菜肴味道更可口,不得不说是"厨室法宝"。

独特的营养价值

关于香菜的作用,清代《罗氏会约医镜》记载:"辟一切不正之气,散风寒、发热头痛,消谷食停滞,顺二便,去目翳,益发痘疹。"人们研究发现,由于香菜中含有挥发油与香味物质,因而闻起来非常的香,可能因此而被人们取名为"香菜"。香菜味美甘甜,营养丰富,含有大量的蛋白质、粗纤维质、氨基酸等,还有各种维生素,如维生素 C、维生素 B_1、维生素 B_2 等。

在香菜中,含量最多的要属氨基酸,是普通蔬菜含量的十几倍,另外,香菜也富含磷、铁、钙等无机盐,综合考量香菜的营养成分,其营养价值能够与豆类相媲美,具有降胆固醇、软化血管、降血压、抗衰老等作用。

开胃健脾的药用价值

《本草纲目》记载:"性味辛温香窜,内通心脾,外达四肢。"香菜提取液具有显著的发汗、清热、透疹的功能,其特殊的香味能刺激汗腺分泌,促使机体发汗,此外,由于香菜辛香升散,具有和胃调中的功效,还能促进胃肠蠕动,具有开胃醒脾的功效。

香菜性温味甘,能健胃消食,利尿通便,祛风解毒;香菜可以防止胆固醇氧化,避免血小板凝结成块,是最好的血管清理剂,能降低心脏病与中风的发病率;香菜能增强肝脏解毒功能,增强人体的免疫力,有效预防感冒的功效。

香菜适于大多数人食用,多吃香菜能够促进消化,具有开胃的功能。此外,处于环境污染较重的地区的人群,平时多食用香菜,具有一定的防癌功效。中医在临床表明,若人的体质较好,可以通过食用香菜来防治风寒感冒。风寒感冒患者可取香菜9克、葱白10克,水煎加糖调味后服用。有的时候,人们食用太多的油腻食物,脾胃不好而引起胃痛症状,服用香菜榨取的汁水即能缓解。

巧制保健食谱

1.香菜鱼片汤

原料:鲤鱼肉,香菜,料酒,鸡粉、葱段,姜片,盐。制法如下:将鲤鱼切成薄片,再将香菜切成末备用。在鱼肉上撒适量的食盐,用料酒腌制30分钟左右;往锅中加入适量的油并烧热,爆香葱段、姜片,再放入鱼片略煎以后捞起来;汤锅内加入鱼骨略煮,等到汤成白色后捞出鱼骨,将鱼骨汤烧开,将鱼片放入,再次开锅后即可关火,放入香菜末、鸡精粉及少许的盐调味搅拌即可食用。

2.香菜梗炒肚丝

原料:熟猪肚200克,香菜150克,清油1千克(约耗100克),料酒25克,盐3克,味精5克,米醋10克,葱姜丝、蒜片各2克,香油10克。制法如下:把熟猪肚洗净后切成细丝,先用沸水焯一下,捞出沥水备用,再把香菜择洗干净切成小段备用。油倒入锅中加热至六成热左右,再将肚丝放入锅中滑油后捞出来,然后将油加热到七成热左右,将肚丝、香菜段以及调味料加入,快速颠锅拌匀,最后勾芡、淋油,出锅装盘即可。

容易感冒别食香菜

香菜虽然味道非常好，但是，要注意控制进食量和进食频次。体弱容易感冒者不宜食用香菜。因为当这类人食用香菜，容易消耗精气，从而诱发或加重气虚，更加容易感冒。体质虚弱、气虚的人，若香菜吃得过多，还会引起乏力、多汗等不良症状，因而，对于气虚的人，应该少吃或不吃香菜。又如妇女在刚生产之后会出现失血性气虚，大病初愈的人体质也较差，都不应该食用香菜。此外，香菜还属于温热性食物，具有暖身、发疮的作用，因此，有脚气、狐臭、口臭、胃溃疡、疮疡等人群，应当远离香菜，以免恶化自己的病情。

❀ 要补"阳光"请吃香椿

春天的脚步到来，鸟语花香，万物滋长，各种各样的新鲜食物可供人们选择，香味的食材有舒发肝气的作用，提到香味较浓的食物，人们的第一反应是花朵之类的东西，事实上，诸多的食材都有独特的香味，而且有不错的营养和药用价值，香椿便是如此。

香椿树在春天发出嫩芽，人们通常采摘它的嫩芽部分来食用，香椿含蛋白质、维生素、钙、胡萝卜素，营养价值非常的高。在汉朝，香椿跟荔枝一样作为贡品进献，百姓对其也非常青睐。由于香椿的香味比较浓烈。因此，喜欢香椿的人会特别的喜欢，而不喜欢它的味道的人就根本不能接受，实际上，只要多了解香椿的效用和价值，便会逐渐喜欢它的味道。

医食两用好处多

如果是糖尿病患者，经常吃点香椿是非常好的。当然，有的人天生就喜欢香椿，即便没有什么病，偶尔食用也具有不错的养生保健功能。想要四季都有香椿吃，可以将香椿叶采摘下来晒或晾干，日后可以拿来泡茶喝，特别是在夏天,用开水冲泡香椿茶饮用,对预防肠炎有不错的效果。

植物的嫩芽都是发物,但越往根部植物的药性往往越强,香椿也不例外,香椿芽是发物,有皮肤病的人食用容易复发。而香椿的根对皮肤病却有很好的功效,能够有效调治疥疮、癣这类皮肤疾病。有一味常用的中药,叫作椿白皮,它其实就是从香椿树根剥下来的根皮。一般情况下,只要去中药店,就能买到。用椿白皮熬水洗澡,能调理皮肤上的不适。

香椿各部位的温热属性不一样,叶子属于温性,但是,根皮属于凉性。具有湿热、收涩的价值,倘若患有慢性出血症或者腹泻,适量食用有一定的作用,如肠道湿热引发的腹泻,长期都不见症状改观,不妨试一试使用椿白皮煮水来喝。

香椿几乎各个部位都有药用价值,因为香椿是不爱结子的,因而很多人都难以见到香椿子。其子能作为药材使用,效果非常的不错,能够治疗咽炎。香椿子主要作用于肾,咽喉跟肾经是相连的,因此,若患上难以治疗的慢性咽炎,并且反复发作,可能是因为肾功能异常,可以用香椿进行调理。

香椿升阳,暖胃通肾

香椿具备极强的生长能力,只要有适量的阳光,它便可以快速地生长。由于香椿能够生发阳气,所以春天是吃香椿的好时节,以给身体增添阳气,能够适应春季的复苏、生发。它属于温性的食物,对人的脾、胃以及肾均能起到暖护的功效。此外,对于想要生小孩的女性,平时多吃些香椿,能够调理内分泌,有助于妇女怀孕。

油泡香椿价值高

在北方地区,因为天气寒冷,绝大多数人家都喜欢腌制咸菜,香椿就是人们经常使用的腌制食材之一。用盐腌制香椿,并且加适量的黄豆混合,食用起来更加有味。油泡香椿制法如下:①先将香椿切成小段,用盐腌后搁置2天左右;②取出香椿,将水分挤干晾晒,一般保证晒到七八成干即可;③准备几个大料,并将其放入文火的油锅中适当炸一下,再将切好的香椿放入油锅用小火炸一下,变脆了即可捞起;④将炸过的大料、香椿以及油一起装到密闭的储存物封存一段时间，想吃的时候直接就可以食用了，味道极佳。这道菜能够治疗咳嗽、多痰等症状；对于小孩食欲缺乏或体内有寄生虫，同样可以通过食用油泡香椿来调理。

食用香椿的禁忌

香椿味道虽不错，但是极易产生亚硝酸盐，因此，一般不建议大家生吃香椿，最好是拿开水焯1分钟，再拿来做菜会比较好。香椿为发物，多食易诱使痼疾复发，故慢性疾病患者应少食或不食。若患有某种皮肤病，吃香椿应该谨慎，以免导致复发或者诱发其他疾病。由于香椿具有养阳气的功能，若人体阳气非常充足，会自然而然地将体内的病毒祛除。所以此类人食入过多的香椿，反倒容易产生不适。

✿ 防治溃疡病，茄子来帮忙

茄子是茄科茄属一年生草本植物，热带为多年生，颜色多为紫色或紫黑色，也有淡绿色或白色品种，形状上有圆形、椭圆、梨形等。茄子是凉性食物，能够清热凉血、散瘀消肿。茄子吃法多样，制作菜肴美味可口。

依据营养专家的实践，茄子对疾病的康复有极高的作用，茄子治疗皮肤疾病疗效最好，特别是口腔溃疡等疾病。

茄子的食医两用价值

茄子有极高的药用和食用价值。有一部分人在吃茄子的时候会将表皮去掉，这是不科学的食用方式，茄子皮当中含有多种维生素，如B族维生素，B族维生素与维生素C能够相互搭配，维生素C在代谢的时候，必须得到B族维生素的支持，对人体有不少益处。茄子也富含蛋白质、脂肪、糖类，还有钙、磷、铁等无机盐。

茄子在药用功能方面有多种效果。①茄子含丰富的维生素 P，该维生素可以增强人体细胞间的黏着力，增强毛细血管的弹性，减低毛细血管的脆性以及渗透性，避免微血管破裂出血，维持心血管的正常功能。因此，茄子具有保护心血管、抗坏血酸的作用。②茄子能够防治坏血病，并且有增强伤口愈合的功能。③茄子能有效清退癌热。④因为茄子含有维生素 E，能避免出血和缓解衰老，经常食用一些茄子，能够维持甚至降低血液中胆固醇的含量，可以有效延缓人体衰老，使人更加年轻。⑤茄子含有龙葵碱，对于消化系统肿瘤能够起到抑制效果，避免肿瘤细胞增殖，因此，茄子具有一定的防治胃癌的效果。另外，对于茄子的食用，也要分人群，倘若容易长痱子或者生疮疖者，食用后能够清热解暑，效果非常不错；然而，脾胃虚寒或者哮喘者最好少吃或不吃。

茄叶的医用功效

茄叶也有着不错的药用价值。茄叶的化学成分很多，如龙葵碱、葫芦巴碱、胆碱、腺嘌呤、咖酸等元素，茄叶所包含的很多元素都是其他植物没有的，因而比较珍贵，有很高的医用价值。

根据临床应用测试，一般用于治疗乳癌溃烂创面。具体做法为：将紫花茄鲜叶晾晒或者烘干后研成细末，过筛装瓶高压消毒备用。在使用时，覆盖一两层消毒纱布，只需将药粉撒在癌的溃烂面上，每日用药 1～2 次即可。先用淡茶水或生理盐水清洗溃烂皮肤表面的污物，然后再更换药物，治疗溃烂有不错的效果。

茄蒂能够治疗溃疡

茄蒂也能作为很好的食疗材料并且有奇特的效果，其用法一般为煎汤内服或者研末外敷。茄蒂长得很不起眼，人们一般就把它给扔掉了。有的人更省事，连剥也不剥，一刀把茄蒂连着茄子头给切下来，都不要了。然而茄蒂对人的创伤口有较好的收敛作用。倘若口舌部位患了疮，适当食用茄蒂，能够使你的溃疡面尽快收口。在南方潮湿的夏季，人体内的湿毒也多了

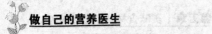

起来，当不能及时排除，便很容易从嘴里散发出来，从而使口腔长疮。茄蒂具有祛湿解毒功效，经常食用能避免湿毒郁积导致的口腔发炎、溃疡。

第六章

饮食排毒,体内无毒更轻松

有句话说,百病由毒发,毒素是百病的根源。如今大多数人的健康状况越来越糟糕,原因在于来自体内外的毒素威胁人类的健康。在我们身边,高脂肪食物、食品添加剂、空气污染等,使得人们生活在有毒素的环境中。加上体内自身的毒素聚集,便秘、色斑、痔疮等问题困扰着很多人。当出现这些状况,饮食排毒便成了人们必修的课程。

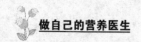

✿ 关注健康，谨防身体有毒

从中医角度而言，人体中通常有很多毒素，若不能及时排出体外，容易导致身体产生疲乏、倦怠的感觉，且会变得萎靡不振。瘀血、痰湿、寒气等都是危害身体的毒素，当这些毒素堆积在五脏之内，五脏调节功能下降，健康状况就会下降。

在医学领域，中医学与西医学对身体的毒素认知是不一样的。中医认为，人体当中的湿、热、痰、火、食，在体内聚集后变成危害人体的毒素。而西医认为，日常进食时摄取大量的蛋白质、脂肪、糖类等物质，在体内进行代谢的时候，会产生的很多代谢废物，若长期存留在体内，便会产生危害身体的毒素。绝大多数人都不关注自己的身体健康状况，平时不讲究饮食健康，不知不觉中体内已经堆积了大量的毒素，以至于加速五脏功能的衰退，使人体的皮肤、筋骨等加速衰老。要关注自身健康，做好自己的营养补充。

身体毒素的来源

对于身体毒素的认识，首先要知道什么是毒素，并且寻找到毒素的来源，才能做好正常的排毒工作。到底什么是毒素呢？根据医学的观点，只要少量的物质进入体内，在体内会发生化学与物理化合作用，使得生理功能发生异常，从而引发机体暂时或永久处于病理状态，这类物质都属于毒素。毒素主要由两个渠道产生：首先是人体日常的新陈代谢产生的废物；其次是外界的环境污染。

心脏有了毒素的表现

①失眠，心悸。心脏处于不停地工作中，当火毒停留于心而无法排除时，睡眠不会安稳。②胸闷或刺痛。心脏内出现瘀血就像是在公路上堵车，

轻一些的是胸闷,重一些的则会出现刺痛。舌头溃疡,就中医学而言,脏器与舌头联系最大,若脏器的内火太重舌头会出现溃疡。③心脏还掌管额头部位,当心火过旺即成为火毒,表现在外就是额头长出大量的痘痘。心脏有毒要及时排除,每天中午十一点到十三点心脏活动最强烈,这时多吃些茯苓、坚果、黄豆等能帮助排毒。

肾脏有了毒素的表现

①因为下颌由肾"管辖",若肾内毒素过多,毒素便会转移到下颌部位,以痘痘的形式表现出来。②肾脏中的毒素过多,会消耗掉肾的能量,肾的能量不足就会使人感到疲倦,主要表现为四肢无力、神疲思睡。③倘若是女性朋友肾功能不够旺盛,会出现月经量少、经期较短的状况,并且经血的颜色变暗淡。④肾脏管理体内的液体运行,肾脏堆积毒素后排液功能会降低,从而引发水肿,主要是脸部水肿。

肝脏有了毒素的表现

①情绪容易抑郁。肝脏是体内调控情绪的脏器,倘若肝内的毒不能及时排除,阻塞气的运行,就会产生明显的不良情绪。②偏头痛,脸部的两侧长痘痘,还会出现痛经。脸部两侧以及小腹,是肝经和它的搭档胆经的"领地",一旦肝排毒不畅这些症状就会出现。③肝脏的毒素过多,指甲会产生凸起的棱线,或是向下凹陷。这是肝脏毒素蓄积的明显信号。④经期出现乳腺的胀痛,并出现乳腺增生,是因为肝经循行路线要经过乳腺,若肝经"中毒",则很容易导致乳腺增生,特别是在排经血的时候,能明显感觉到乳腺胀痛。

脾脏有了毒素的表现

①嘴唇周围出现溃疡或痘痘。脾掌管嘴唇的四周,若脾中的毒素过多,长期蓄积在体内的毒素只能从身体的某些部位散发出来,因而,脾胃不好的女性消化功能就较差,面部很容易长色斑。②白带量变大。脾主管人体排湿功能,若脾的调节能力不足,就会使人体内的湿气过重,白带增多就是湿

气太重的表现之一。

人每天都要获取大量的食物,通常餐后是毒素产生的时段,当食物进入到体内,若脾胃的消化功能不好,食物难以充分消化,残留的食物就会成为毒素在体内堆积。因此,饭后适当出门运动,促进脾胃消化,也可在每次用餐一个小时以后吃一个有助于消化的水果。

肺脏有了毒素的表现

①情绪容易波动,变得多愁善感。肺中的毒素太多,容易影响肺内的气血运行,导致肺脏不能正常舒畅胸中的闷气,因此容易变得情绪低落。②皮肤颜色晦暗。因为肺管理周身的皮肤,若肺的功能良好,通常皮肤看起来润泽、白皙;相反,若肺中毒素过多,毒素会散发到皮肤表层,在皮层中不断堆积,从而使肤色变得暗淡无光,甚至会呈现为锈色。③因为肺脏与大肠处于同一系统,若肺脏存在毒素,会导致肠道毒素的淤积,从而使肠道排便受阻形成便秘。

❀ 完美排毒要掌握黄金时间

大家也许听说过养生要随时令变换。同样,在一天的生活中,根据人体体温、血压、呼吸等的变化,排毒养生也有相应的时间,也就是要遵循生物钟来养生保健。中医专家认为,只有了解身体排毒的时间,养生才能更有功效。

所谓的排毒,也就是对整个身体系统进行调整,让每个器官都能达到最佳的状态。包括增强人体的脏腑的功能,还有疏通血液循环系统、消化系统等,以增强人体消化吸收能力和排泄残渣废物的能力,使整个人体系统畅行无阻。每天注意合理膳食,再加上适量的运动,能够很好地清理体内的毒素,关键要掌握好时间点,不同的时间有不同的方式和效果。

上午排毒黄金时间

早上七点钟，人体的免疫系统功能最强，因为在早上醒来时，人体代谢比较缓慢，但是人体的肾上腺皮质激素分泌增加，睡醒后不要急于下床，应该在床上略躺一会儿，以免血压突然上升而引起身体不适。

随着时间的推移，起床后打开窗户，伸伸懒腰，甚至可以冥想，同时能够呼吸新鲜的空气，补充体内的氧含量。在七点半左右，胃经最为活跃，应该进食营养丰富的早餐，特别是富含蛋白质与糖类的食物，如鸡蛋、豆浆等，同时需要吃些新鲜水果，使自己全身充满能量。早上新陈代谢最旺盛，消化吸收功能最强，稍微吃多一点，也不容易发胖。

在八点钟左右，要多补充富含维生素的食物，而且要多喝水，有助于粪便及时排出体外。这个时段主要是清除肝脏和皮肤的毒素，减轻肝脏的负担。

中午排毒黄金时间

中午十一点半左右是进食午餐的时间，也是脾脏功能最强的时期，对食物的消化、吸收功能最佳。午餐是一天中最重要的一顿，摄入量要足够且营养应当尽量均衡，多进食富含蛋白质的饮食，如猪肉、鸡肉、鱼肉等，同时需要多食含维生素和无机盐的食物，这类食物主要是瓜果蔬菜类。

中午要尽量定时午休，缓解因上午工作而产生的疲惫。当然，午睡的时间不宜过长，通常睡着15分钟左右为宜，最多也不应超过半小时。可以在摇椅上打个盹儿，也可以在办公桌上小憩，但是在天气较冷的时节，要避免颈部和其他部位受凉。

下午排毒黄金时间

正常情况下，下午两点开始上班了，可以喝一杯热咖啡，可以保证工作中有足够的精力和体力，还可以促进脂肪燃烧，具有除脂减肥的效果。此时，还应适当喝些水，因为正值小肠经值班的时间，饮用一杯温水，对血液具有稀释功效，以便及时清除血液中的毒素。到四点钟左右，要补充一定的新鲜水果,从中获得足够的水分和营养元素,并且能够滋阴润肤。同时,若室外有太阳,应该出门晒晒太阳,因为此时的阳光有充足的紫外线 A,能够促成人体维生素 D 的合成,适量的运动还能消耗脂肪,有益骨骼的健康,特别有助于减少动脉硬化的可能。

晚上排毒黄金时间

人们经过了一天的劳累,傍晚至晚上这一段时间,应该做适当的休息。五点半左右进食晚餐,人体中的生物酶最活跃,能够最大限度地吸收能量,并且储存能量的激素也较少,因而不用担心变肥胖。对于喜欢饮酒的朋友,可以适当喝点酒,有一定的开胃功能,也不致伤及肝脏。

晚上要多食高钙的食物,此时,人体摄入的钙元素能够最好的被身体吸收。在睡前一段时间,钙片还能够起到安神、助眠的功效,有助于提高睡眠质量。另外,很多女性朋友喜欢美容护肤,在十点半左右,皮肤的新陈代谢状况最好,是美容护肤的最佳时机。

人体的肝脏在十一点左右开始休眠,而睡眠是最好的护肝方式,要定时上床休息,尽量避免熬夜。经常熬夜会使肝脏的造血和排毒功能衰退,导致脏腑的毒素淤积影响健康,加速衰老。

❁ 营养蔬菜,排毒又养颜

目前,人类生活的各个领域都受到严重污染,各种各样的食品也无法避免,越来越多的毒素影响着人类的健康,各种疾病相继产生,这往往是体内毒素积聚的不良后果,因此,排毒刻不容缓。

生活水平提高了,但人们的疾病却增加了。当身体出现问题,排毒是第一件要做的事情,但是通过吃药、洗肠来清除毒素是治标不治本的医疗方式。最好的排毒方法是食疗,除了多喝水、多吃水果外,要多进食蔬菜,因为

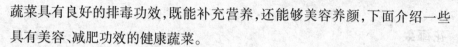

蔬菜具有良好的排毒功效,既能补充营养,还能够美容养颜,下面介绍一些具有美容、减肥功效的健康蔬菜。

大白菜

大白菜是日常生活中常见的蔬菜,其含水量能高达95%,并且属于低热量的食物,对减肥者来说是极好的食品。大白菜还含有铁、钾等元素,还含有一定的维生素A。

此外,大白菜中含有大量的膳食纤维,具有润肠的功能,有助于消化,能促进人体对蛋白质的吸收,并且具有排毒养颜的功能。对中老年患者来说,随着年龄的增长,骨骼逐渐老化,易患骨骼方面的疾病,硅元素有助于骨骼以及结缔组织的生长发育,并且能增强体质,白菜中的硅元素对身体就是有益的。硅元素可以迅速将铝元素转化成硅酸盐排出体外。

白菜的水分含量极高,因而容易腐烂变质,腐烂过程中会产生霉素,而且所产生的亚硝酸盐会使血液中的血红蛋白丧失携带氧气的能力,导致人体缺氧而危及生命。所以,应注意避免食用已经开始腐烂的大白菜。

卷心菜

卷心菜水分含量高达90%左右,并且含热量非常低,有营养学家认为,卷心菜的营养价值和大白菜差不多。也有日本科学家认为,卷心菜具有抗氧化、防衰老的功能,可起到与芦笋、菜花同样的功效。卷心菜含有丰富的维生素C和叶酸,其中叶酸是甘蓝类蔬菜特有的优势。因此,怀孕的妇女和贫血患者要多吃一些卷心菜。

卷心菜能增强人体免疫力,预防感冒等疾病,还具有抗癌的功效;新鲜的卷心菜含有植物杀菌素,具有抑菌消炎的功效,能够较好的防治胃痛、牙痛、咽喉痛以及蚊虫叮咬疼痛;拥有美貌容颜是很多人追求的,而食用卷心菜可以促进消化、增进食欲、预防便秘,是一种很好的天然美容食品。

由于卷心菜含有少量的致甲状腺肿的物质,能够干扰甲状腺对碘的利用,在人体发生代偿反应的过程中,甲状腺会变大,从而形成甲状腺肿,对此可以食用含碘的食品来消除,如海鱼、海藻等海鲜类食品来补充碘。

花椰菜

花椰菜与其他的蔬菜一样含有大量的水分,含水量高达90%且热量较低,因此对于肥胖人群而言,花椰菜是不错的减肥食物。在西方国家,人们早就发现了花椰菜爽喉、润肺、止咳的功效,因而,人们将其称为"穷人的医生"和"天赐的良药"。

花椰菜中含有丰富的类黄酮,不但能够防止伤口感染,还是很好的血管清理剂,可以防止胆固醇氧化和血小板凝结成块,从而降低中风与心脏病的发病率。多吃花椰菜能够使血管壁的韧性得到强化,不容易发生破裂。另外,经常食用花椰菜,能够增强肝脏的解毒功能,增强人体免疫力,降低感冒和坏血病的发生。

魔芋

魔芋中含有约97%的水分,还包含有葡萄糖与甘露多糖,而这些糖类结合形成了植物纤维,也就是魔芋葡甘聚糖。植物纤维中有易溶于水和不易溶于水两种类型,魔芋葡甘聚糖属易溶于水类。总体来说,魔芋属于低热量的食物,它含有大量的糖类以及钙、磷、钾等无机盐。

魔芋中的魔芋葡甘聚糖能够有效抑制小肠对胆固醇、胆汁酸等脂肪分解物质的吸收,以便使多余的脂肪及时排出体外,降低血清中的三酰甘油和胆固醇的含量;魔芋能抑制葡萄糖的吸收,有效降低餐后的血糖,从而减轻胰腺的负担,特别是控制糖尿病患者的血糖值,对抑制糖尿病有不错的作用;魔芋含有很多膳食纤维,能够增强肠道的蠕动,润肠通便,能有效防治中老年人的便秘症;因为魔芋属于低热量的食品,魔芋当中的葡甘聚糖吸水会膨胀,因此,人们食用魔芋以后,不用食用太多其他食物就有饱腹感,可作为肥胖者节食减肥的良好辅食。

❀ 果蔬汁给你完美肌肤

　　气色红润、皮肤润滑光洁，相信是很多人想要追求的美容效果，因为良好的气色不但给人以美感，并且让自身心情愉悦，关键是良好的面部气色是身体健康的信号。有很多人使用了无数的办法，脸部总是有雀斑、青春痘等，通常是内分泌失调了，须用果蔬汁来调理。

　　有很多时候，人们的面前摆着很多水果，但是却提不起食欲，因为每次吃水果都要拿去洗，并且有时还要去皮，感觉非常麻烦，但水果有很多种吃法，特别是针对这样的"懒人"，可以变换食用水果的方法，其中最好的办法就是将其榨成果汁，新鲜的果蔬汁更易被人体消化吸收，且能使血液呈碱性，溶解积聚在细胞中的毒素，并排出体外，避免在体内堆积太多毒素。

　　一杯果蔬汁既可做到养颜，也能起到润肠排毒的功能，还能满足人体必需的维生素，可谓方便又养生，一箭多雕。

黄瓜汁能减肥

　　黄瓜汁的医用价值主要是具有利尿的功效；黄瓜汁在强健心脏和血管方面也有不错的效用，能调节血压，预防心肌过度紧张和动脉粥样硬化；黄瓜汁也具有镇定与强健神经系统的作用，提高记忆力；黄瓜汁能辅助治疗牙龈损坏和牙周病；黄瓜汁所含的丰富的营养元素，对头发和指甲有很好的保健功效，可有效防止头发脱落和指甲断裂；黄瓜汁属于低脂肪、低糖的食物，是一款不错的减肥饮料。

番茄汁能润肤

　　很多人都知道，番茄汁是美容的佳品，若在平时使用番茄，能够让你的皮肤焕发光彩,番茄汁中含有天然的果胶,该种物质能清除体内的垃圾,番茄除了食用,还可以外用,番茄汁能够很好地滋补人体肌肤。番茄汁比较鲜嫩,另外含有柠檬酸、苹果酸等成分,有助于增强人体的新陈代谢,能够促进胃液生成,增强胃动力,并且这种弱酸性物质有益于皮肤的保健,可以让皮肤保持弱酸性,从而使得肌肤长久健康。

专家认为,在晚上的时候,自己制作一杯高营养的番茄汁,差不多可以满足一昼夜所需要的维生素 C。番茄汁配合苹果汁、南瓜汁等果汁饮用,减肥的作用更明显。

青果薄荷美白

青果薄荷具有美白功效。制作需要准备奇异果 3 个、苹果 1 个、薄荷叶几片。制作方法:将奇异果的表皮削掉,然后切成小块,苹果的核去掉不须削皮,放入薄荷叶一同榨成汁,搅拌均匀后,常温饮用或依个人喜好冷藏后饮用。

这类果汁的风味极佳,因为材料的营养十分丰富,因而果汁的营养价值也很高,其含有的维生素 A,能够抗衰老,减少皱纹的产生;含有的维生素 C,具有美白功能。因此,对于想要美白、去皱的女性,应该多喝这道果汁,因为果汁中有薄荷,因此还有冰凉滋润之感。

紫沙果酿美肤

准备材料:苹果 1 个,李子 3 个、葡萄 200 克、柠檬 1/2 颗。制作方法:将果子全部清洗净,柠檬和苹果去掉表皮,其他水果不用去皮,分别切成适当的小块,然后再分别放入榨汁机中制成纯汁,将几种纯汁混合搅拌均匀即可食用。

这道果汁营养丰富,而且食疗价值高。含有丰富的 β-胡萝卜素、叶酸、维生素 C 及无机盐。且其含有丰富的膳食纤维,有助于增强肠胃消化的能力。制作时可以根据个人偏好来搭配,若不喜欢苦涩的滋味,可去掉李子、葡萄的表皮,制作的果汁味道会更好。

橘香甜汁除斑

准备材料:胡萝卜 1 根,橘子 3 个。制作方法:将材料全部洗干净,橘子剥散,再将胡萝卜切成块状或条状,将其全部放入榨汁机里榨出果汁,混合均匀后即可食用。

柑橘类水果富含维生素 C,美容效果奇佳。橘子又含有硒元素,这种元素有抗氧化的功效,增强皮肤防晒能力。需要注意一点,在准备橘子时须将果肉瓣表皮上的白丝去掉,以便更容易提取能降低胆固醇的果胶。

菠萝高丽菜汁

准备材料:高丽菜 150 克,菠萝 200 克,柠檬 1/6 个,冰块适量,蜂蜜适量。制作方法:将高丽菜叶洗净切成小块,加入少量的冷开水,将其放进榨汁机打汁。菠萝削皮切成小块,连同柠檬汁、冰块及以上加工好的菜汁一同打成果汁。这道果汁有不错的营养价值,因为菠萝中富含膳食纤维,有助于增强消化功能,有效防止便秘,特别适合胃溃疡和皮肤粗糙的人食用。

❀ 白开水是最佳排毒饮品

喝水是日常生活中必不可少的一种排毒的方式。然而,有相当一部分人都走入一个误区,认为喝水就是给身体补充水分,倘若仅仅是这样,那饮料的作用或许会更明显,因此,很多时候人们都会选择可口的饮料解渴,不知不觉就让自己变胖了。

众所周知,人几天不吃饭都饿不死,但是没有水喝,要不了多久便会渴死,因此,水对维持人体机能的正常运转是非常重要的。据统计,人每天所必需的水分为 1.5~2 升,因此,可以选择一些饮料来补充水分,但最好不要饮用高糖量的饮料,高糖饮料也许口感更好,但是因为糖分太多,容易让人发胖。有的人会认为绿茶或红茶饮品非常好,实际上在生产时都加入了一些糖分,有的存在严重超标的现象。因而,为了维持健康的身体,最好的饮料是白开水。

饮用白开水,甩掉高热量

白开水看起来没有什么营养,实则有很多功效,还能够使你甩掉多余的热量。白开水能够加强血液循环,加强身体对脂肪的消耗。饮用热的白开水会使人体内的各个器官的温度增高,身体内外都得到温暖,增强血液的流通。另外,白开水能加速人体基础代谢,有测试表明,人的内脏温度在正常代谢温度的范围内,每上升1℃,基础代谢会提高10%左右,有助于体内脂肪转化成人体需要的成分,让在意身材的人不用担心变胖。

白开水有助于增强整个循环系统的运行能力,同时,因为饮用足量的白开水,自然增加了排尿量,白开水能温暖肠胃、润滑肠道、软化排泄物,因此可防治便秘,具有解毒养颜的功效。另外,适当增加小便的次数,并且增强血液及淋巴的流通,能够将体内代谢废物以尿液的形式排出,起到"清道夫"的作用。尿量增加以后,多排尿能够带走多余的水分,能够防止或减轻水肿的现象。

另外,多喝白开水,激活新陈代谢,增强人体消化系统的功能,以便将体内未完全消化的废物排出,避免老化废物长时间在体内滞留。当体内的垃圾清理干净了,白开水又会辅助提高肝脏、肾脏的功能,使得体内环境更加洁净,形成一个良性的循环系统。

白开水的饮用方法

想要真正健康的生活,不妨从每天的第一杯白开水开始。在每天清晨醒来之后,饮用一杯温热的白开水(40℃～50℃为宜),饮用的速度不宜过快且要小口饮用,在半个小时以后进食最好。

清晨醒后为了激活消化系统,提高消化能力,饮用白开水温暖整个胃部,激活肠胃消化功能,利于食物的消化。另外,温热的白开水,促进体内血液循环,加速新陈代谢,有利于易瘦体质的形成。一般而言,白开水基本没有副作用，但同样应该适量饮用，以每天不少于 1 000 毫升为宜，倘若饮用过量，容易引发水肿。

煮白开水的正确方法

白开水有不错的排毒功效，其饮用的方式也有讲究，并且煮白开水也需要正确的方法，为了使白开水对身体有较好的保健效果，应该记住煮白开水的正确步骤。

首先，中医学认为，"火"是能量之源，也是人得以生存的必需能量。因而，在烧水的时候，最好在明火上进行，使水更好地吸收"火"的能量，喝进体内温热作用更明显。其次，水沸腾后需要继续加热（约 10 分钟），这样煮出来的水有更强的排毒功能。

在煮白开水的时候，需要注意两个方面：①一般而言，不应该往白开水中加入其他的东西，然而，想要改善水肿及体寒等症状，或患有风寒性的感冒，可以在水中加入适量的姜片，能够实现驱寒保暖的效果。②不应该使用矿泉水作为原料。由于矿泉水中含有钙、镁等元素，而这些元素具有一定的硬度，常温下为离子状态，等到通过高温煮沸以后，钙、镁等离子容易和碳酸发生反应，从而产生大量的水垢，破坏了矿泉水的营养，烧开后的水又不具备开水养生的功能。因此不应用矿泉水进行加热，即便天气较凉的时候饮用矿泉水，也不要煮沸。

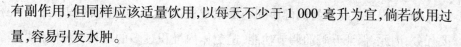

让养颜饮品清理毒素

对绝大多数女性朋友而言，排毒养颜并不陌生。很多人只要皮肤变得粗糙，或者是体型稍稍变胖，就会急切地追求治疗效果而用药物治疗，但长期服用制剂型药物，难免对身体有副作用。其实，自己动手制作饮品，通常能有不错的排毒功效。

如今,很多人对自身的健康问题都很重视,因为内部功能的调节才是首要任务,因此,保证五脏的调节功能,避免体内堆积过多的垃圾,身体才能更加健康,肌肤才能越发光滑。无论祛痘、排毒,还是润肤、养颜,我们都可以通过饮用养颜饮料来解决,最好是自制一些营养丰富的饮品。

酸酸柠檬水

柠檬水是非常好的减肥饮品之一,受到很多女性朋友的喜爱。在每天早上醒来的时候,保持空腹喝一杯柠檬水,能够增强人体的代谢机能,以便排除体内多余的代谢物,且具有很好的减肥功效。由于柠檬水的制作简单便利,特别适合时间紧迫的上班族自己制作。

柠檬的食用方式很多,如蜂蜜柠檬水:先用开水冲泡绿茶,搁置10分钟左右,等到绿茶泡出味道和颜色后,将茶叶过滤掉,等茶温凉之后,加入柠檬和洋槐蜂蜜,搅拌均匀后即可食用,既可以直接饮用,还可以放入冰箱冷藏后再饮用。另外,在早上饮用一杯温开水或者矿泉水,往水中放入蜜渍柠檬和适量的蜂蜜,味道非常的可口,柠檬能够反复冲泡而不失味。

营养黄豆浆

根据营养检测表明,黄豆富含植物蛋白、磷脂、维生素 B_1、维生素 B_2 等,还含有烟酸以及铁、钙等无机盐,因而,豆浆有防治高血脂、高血压、动脉硬化的功能,而且能有效防治缺铁性贫血,特别适合体质较弱、容易贫血的女性饮用,豆浆对贫血患者的调养作用比牛奶要强。

每天坚持喝豆浆的女性,可明显改善心态和身体素质,延缓衰老,美容养颜。研究表明,女性衰老的程度与雌激素减少有密切联系,然而,豆浆中的黄豆苷元、大豆蛋白、大豆异黄酮等成分,是天然雌激素的补充剂,能够调节女性内分泌,有效防治癌症(如子宫癌、乳腺癌等)。中老年女性饮用豆浆,能够调节女性内分泌,具有抗衰老的作用;青年女性饮用豆浆,能够美白养颜,淡化暗疮。

食用稀释醋

日常生活中，大多数人都知道喝醋能够促进消化，因此，醋常被人们用来治疗消化不良。食醋含有对人体有益的营养成分，如合成蛋白质的 18 种氨基酸、葡萄糖、果糖、麦芽糖，以及无机元素钙、铁、磷等，都是人体新陈代谢过程中必不可少的成分。醋中的主要成分是乙酸，食后有促进胃液分泌，增进食欲的作用；乙酸可以使胃肠道酸度增加，有利钙、磷的吸收与利用。

醋中含有丰富的氨基酸和某些酵解酶类，因此，坚持食用稀释的醋，有助于人体减肥，并且能促进肠道蠕动、降低血脂、中和毒素、维持肠道底细菌的生态菌群平衡。通常而言，具有酸味的菜肴能够提高人的食欲，因此在做某些菜时，可以适当加入一些醋。随着年龄的增大，大部分中老年人胃口下降，而且味觉严重退化，这类人适量吃些醋，可以增加食欲，避免胃口不好而出现营养不良的状况。

营养专家认为食用适量的醋有益人体健康，但是，食用醋主要用作菜肴的调料，却不能大量饮用，否则不但不养生，而且还会刺激肠胃，甚至损伤胃、肠壁。

百合绿豆汤

在高温闷热的天气中，外界的温度高，而人体的内火、心火也比较重，甚至有的人由于工作或心理压力，体内火气旺而出现身体不舒服，甚至长期处于亚健康状态，时常出现口腔溃疡、便秘、浑身乏力等症状。而且有的人还会发生胃部消化功能下降，见到油腻食物根本提不起食欲。针对上述状况，绿豆汤是去火的最佳饮品，既能消暑去火，又能开胃增食。

绿豆的属性偏寒凉，具备清热解毒、消暑利水的作用。营养专家认为，绿豆汤是高效的清脂瘦身饮品。绿豆富含 B 族维生素、葡萄糖、蛋白质、淀粉酶、氧化酶、铁、钙、磷等多种元素，饮用绿豆汤能够帮助人体排毒，增强体内的代谢功能，起到排毒减肥的功效。

自制百合绿豆汤：准备好百合、绿豆与薏米仁。首先将材料清洗干净并用清水浸泡半个小时；然后再将绿豆和百合放入清水里煮，等到水沸腾后再

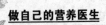

将薏米放入,约20分钟后加入适量的冰糖,将大火转为小火烹煮,直到绿豆开花为止。

❀ 美味花茶,喝出好气色

> 茶是中国民间著名的养生食材,更是传统文化的重要元素。茶叶冲泡的茶水,人们饮用后能够增强消化功能,因此,不少人有餐间饮茶的习惯。其中花茶饮用味道好,而且外观美。

在中国的茶文化中,茶能变换出各种花样。其中花茶"花引茶香,相得益彰",既有鲜花的美味,也有茶的功效,算得上是茶中的珍品。人们可以依照自身的身体状况,食用适合自己的花茶,能提神醒脑、美体瘦身、保健防病,等等。

茉莉花茶

茉莉花具有特殊的香味,能够有效调节人的内分泌系统,因而,适量饮用茉莉花茶有助于淡化色斑,特别是黄褐斑。茉莉花茶能够"去寒邪、助理郁",特别适合在春季饮用。喝茉莉花茶不但能够安定情绪、振奋精神,还具有解郁散结、和胃止痛等功效;特别有益于女性的生理机能,还可以滋润肌肤、养颜美容,但女性在特殊时期不宜饮用过多的茉莉花茶,如经期、孕期、哺乳期、更年期。

制作方法:选用玻璃茶具,往杯中放入适量干燥的茉莉花蕾,用开水冲泡;5~7分钟之后再加入蜂蜜,因为蜂蜜中富含多种促进机体代谢的酶和维生素C,而沸水能够破坏酶的活性,减弱维生素C的祛斑、淡斑的功效;半分钟后,蜂蜜化开融入茉莉花茶中,一杯香而不浮、鲜而不浊的茉莉花茶就泡好了。

菊花茶

菊花也是茶中的上品,能够清肝明目,尤其适合春季饮用,菊花茶能抑制多种病菌,可扩张冠状动脉、增强微血管弹性、降低血压和胆固醇,同时,它还具备利气血、润肌肤、养护头发的美容之效。菊花茶的饮用方式各式各样,饮用也要因人而异。

制作方法:在泡饮菊花茶的时候使用透明的玻璃杯,这样能清楚地看到菊花绽开,能让人赏心悦目。每次加入四五颗使用开水冲泡2～3分钟即可。待水七八成热时,可看到茶水渐成微黄色。

在饮用菊花茶时可在茶水中放入少许冰糖,茶水的味道会更甘甜。此外,倘若眼睛有水肿的状况,用菊花茶的茶汁在眼睛四周涂抹,能有效缓解疲劳、消除眼睛水肿,并且能辅助恢复视力。

金银花茶

根据中医记载,金银花具备清热解毒、疏散风热、通经活络的作用,能够预防或缓解春季常见的上呼吸道感染、流行性感冒等疾病,而且能缓解肠炎病痛,能起到凉血止痢、利尿养肝的功能。可以自制金银花茶饮用,其具有独特的香气。

制作方法:取金银花茶2～3克,用开水冲泡,随即加上杯盖以防香气散失;冲泡3分钟后,揭开杯盖一侧,鼻闻汤中氤氲上升的香气,顿觉芬芳扑鼻而来,精神为之一振。"香于九畹芳兰气""草木英华信有神",说的就是这样的感觉。

玫瑰薄荷茶

喝薄荷茶是近来最值得推崇的提神、减肥的有效方式。薄荷性味辛凉,主要含有挥发油,油中主要成分为薄荷醇、薄荷脑、薄荷酮、薄荷脂、莰烯、柠檬烯等,具有疏风散热,辟秽解毒的功效。但薄荷会减少产妇的乳汁量,具有一定的刺激性,不宜给哺乳期、怀孕期的女性饮用。

材料:玫瑰花干花蕾4～5颗,薄荷少量(10～15克即可)。制作方法:将干玫瑰花与薄荷一同放入杯中,加盖冲泡10～15分钟,待茶凉后饮用提神效果更佳而且还有很好的瘦身功效。

玫瑰花茶

中医学认为,玫瑰花属于温性植物,富含维生素,能够起到疏肝理气、活血调经、平衡内分泌的作用,对肝和胃有调理作用,可以消除疲劳、增强人的体质,通常在春季饮用为最好。除此之外,玫瑰花茶能够有效地缓解心血管疾病;而且可以明显改善皮肤干燥的症状,防治皮肤上的黑斑,是女性美容养颜的上等饮品。

自制玫瑰花茶:玫瑰性质比较平和,既可以单独泡茶,也可以和其他茶叶混合搭配用来调味。比如有时候喝苦味的花茶,就可以在茶中加几朵玫瑰进行调和,能够使茶的味道更香。玫瑰花茶的禁忌很少,没有太多讲究,除了胃寒、腹泻与极易感疲倦的人,其他人饮用对身体都是有益的。

✿ 吃水果,清理体内毒素

对于妇科疾病的不良影响,绝大多数女性朋友都深有感触,而妇科疾病主要是因为毒素聚集在体内而导致的,因而,排毒是防治各类疾病的最佳办法。毒素不仅是内部环境造成的,更重要的是受到外部环境的影响,营养物质也有可能产生毒素,从而诱发各种疾病。

从中医学角度而言,人体中的湿、热、痰等在体内聚集,就会形成危害身体的有毒物质。因此,日常生活中,除了尽量选择良好的生活环境,还应注意适当加强体育锻炼,更要重视饮食健康,尽量多食用些具有排毒功能的食物,有不少水果都具备排毒养生的功能。

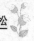

菠萝

人们的生活水平提高了,大家已经不担心能否吃上肉,而且很多时候会因为吃肉过多引发的消化障碍和肥胖而烦恼,菠萝就能够增强身体的消化吸收功能。菠萝中含有蛋白酶,该物质将食物中的蛋白质进行分解,避免蛋白质消化不充分而对人体造成负担;富含的 B 族维生素,能够避免皮肤干燥,滋养肌肤,还能够缓解肌肉紧张感,从而增强机体的抗病毒能力;菠萝果肉能够用作脸部护理面膜,美白补水功效甚佳。

女性食用新鲜的菠萝,能够减少脸部色斑的产生。酶能够降低血压、血脂的含量,同时,菠萝可以改善血液流通,增强体质,菠萝的消炎杀菌功能会促进肌腱炎症的康复。

软柿子

柿子非常适合从事体力劳动的人群食用。一天劳累的工作,总会让人疲惫不堪,食用柿子可以给身体补补血。柿子属于高含铁量的食物,尤其是外观呈深红色且较柔软的柿子,能够有效刺激血红蛋白的生成,从而缓解人体肌肉的疲劳度。柿子的口感甘甜,有着极高的营养价值,特别是冬季的柿子营养价值极佳。

人们通常喜欢吃苹果,实际上,柿子的营养价值不在苹果之下,因为很多营养成分(锌和铜除外)都是柿子含量更高。柿子中富含维生素与糖分,往往比普通水果高出 1～2 倍。只需要每天食用一个柿子,便可摄取足够的维生素 C,对健康有很大的好处。另外,柿子能够清除燥火,具有润肺养胃的作用。柿子含有大量的果胶,属于水溶性膳食纤维,能够润肠通便,及时排出体内的毒素。

樱桃

在众多的水果食品中,樱桃的含铁量是最高的,每颗樱桃的含铁量高达59 毫克。铁元素是合成血红蛋白的原料,因此,在平时多食用樱桃,能够有效缓解贫血症状,以及防治因贫血而诱发的疾病;樱桃能够防治多种妇科疾病,如治疗孕妇、乳母贫血,以及月经过多等;樱桃还具有美容养颜的功效,把樱桃汁涂擦面部及皱纹处,可让面部皮肤红润嫩白,去皱消斑。樱桃还富含蛋白质、糖、维生素 A 以及钙、磷等多种无机盐。将适量的冰糖加温溶化,取 50 克左右的银耳煮几分钟,然后再放入樱桃 30 克和适当的桂花一同加火煮沸,一道补气养血、嫩白皮肤的美容食品就制成了。

苦瓜

《本草纲目》记载苦瓜"除邪热,解劳乏,清心明目"。苦瓜的性寒凉,具备解毒排毒、养颜美容的功效。苦瓜含大量的蛋白质、维生素、糖类以及粗纤维,还有烟酸、胡萝卜素、钙、铁等物质。目前,在医学研究中,人们发现苦瓜中含有一种活性蛋白质,该类物质能够激发体内免疫系统的防御功能,增强免疫细胞的活性,能够帮助人体排毒,有不错的抗癌作用。因为苦瓜的食用和药用价值颇高,虽然口感较苦,但还是成为风靡餐桌的食材之一。苦瓜除了用来烹炒食用,还可以榨取苦瓜汁,饮用纯苦瓜汁,美容减肥效果更佳。

水果减肥的禁忌

绝大多数水果都有不同程度的养生和瘦身价值,但是在吃水果的时候,需要注意一些禁忌,以免适得其反。水果的味道虽好,但是不能代替主食。有很多人都想要通过吃水果减肥,通常而言,这种方法至少要坚持两个星期,瘦身排毒效果才能显现,而且头几天人会有强烈的饥饿感,还会出现口气变重、舌苔变厚的情况,况且若长期只吃水果,对人体是弊大于利的。

早晨醒来觉得饥肠辘辘,可以吃一个水果。但是,为避免消化系统的特性,也防治不同水果成分相互干扰,在一个时间段,尽量只吃一种水果。水果大多富含水分和纤维素,很容易产生饱腹感,能够解决清晨的饥饿感,但有些水果不适宜空腹吃,会刺激肠胃,引起不适感,如橘类水果、菠萝、西红柿等。

第七章

防病保健，身体健康全靠养

健康是人生的宝贵财富，若没有了健康的身体，什么金钱、地位及权势都无从谈起。特别是高血压、糖尿病、冠心病等"富贵病"困扰着人们的生活。预防疾病，应该靠药物，还是靠神灵呢？答案当然是二者都不可靠。俗话说"药补不如食补"，想要身体全面健康，需要合理膳食，牢记饮食的"宜"与"忌"。

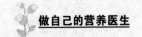

❀ 血压偏高，食疗来降

高血压是最常见的慢性病，也是心脑血管病最主要的危险因素。高血压会诱发脑卒中、心力衰竭、慢性肾脏病等诸多并发症，高血压对人们的生活产生诸多影响。根据现代医学研究证明，高血压虽然可怕，但是是可以较好地预防和控制的，其中改善饮食很重要。

高血压是一种临床综合征，其病因非常的复杂，但其与饮食有密切的联系是毋庸置疑的。对于高血压患者而言，注意自己的饮食，平时加强体育锻炼，可以使疾病得到有效的控制。

要注意控制体重

目前，高血压复杂的病因还没有完全探明，但暴饮暴食而使体重加重，是容易引发高血压的。在高血压的患者中，有很多体重超重的人，肥胖者的身体含有过多的脂肪，会加大心脏的负担。有日本专家认为肥胖是高血压产生的主要因素，超过八成的高血压患者通过减肥，能够显著降低血压的水平。不管是高血压患者还是正常血压的人都要控制体重，防止体重超标，在平时尽量食用低热量、低脂肪的食物。

要注意控制盐量

食盐是人体新陈代谢的必要成分，然而，若食盐过量，反而容易诱发高血压。

根据调查统计，我国西藏拉萨地区，高血压的发病率可达17%，成为高血压患者最多的地区，这是因为当地居民长期食用盐茶，体内摄入了过量的盐分。相反，在我国广州等南方地区，高血压患病率最低，因为他们平均每

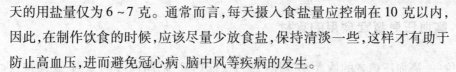

天的用盐量仅为 6 ~ 7 克。通常而言，每天摄入食盐量应控制在 10 克以内，因此，在制作饮食的时候，应该尽量少放食盐，保持清淡一些，这样才有助于防止高血压，进而避免冠心病、脑中风等疾病的发生。

日常饮食中，多补充含有镁、钾等元素的食物。土豆、茄子、海带、莴笋、冬瓜等食物富含钾元素，可以促进坏胆固醇的排泄，增强血管的弹性，改善心肌收缩功能。小米、荞麦、豆类食品含有丰富的镁元素，具有舒张血管的功效，从而达到降压的目的。总之，为了预防高血压，需要保持清淡的饮食。

要多食含优质蛋白的食物

人体中的脂肪过多，容易诱发高血压。因此，应少吃高脂肪的食物，适当多吃低脂肪、高蛋白的食物。每天脂肪的摄入量以不超过 50 克为宜，选择富含不饱和脂肪酸的油脂和肉类，能增强血管的弹性，有效防治动脉硬化以及高血压并发症。

对高血压病患者，适当摄入蛋白质，通常 1 千克体重摄入 1 克蛋白质，在高蛋白的食物中，植物蛋白是最好的，如黄豆能够降低血浆胆固醇的浓度，有效防治高血压。另外，还应补充一定量的鱼类蛋白质，能够改善血管的弹性，增强血液的流通，有助于排除体内过多的钠元素，起到降血压的效果。

要多食富含维生素的食物

倘若患有高血压，应该补充维生素类的食物，特别是富含维生素 C 和维生素 E 的食材，还应该多注意吃含酪氨酸的食物，如脱脂牛奶、奶豆腐、酸奶等食物，若高血压合并肾功能不全，就要限制蛋白质的摄入了。

年龄偏大的高血压患者尽量不要食用高胆固醇的食物，如动物的心、肝等内脏以及肥肉，还有动物的骨、动物油、鱼子、蛋黄等。每人每天摄入的胆固醇含量不应高于 300 毫克。假设三酰甘油长期过高，不但要控制高脂肪的食物，还要避免进食高糖类的食物，因为肝脏会将糖类的中间代谢物合成三酰甘油。

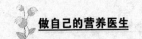

高血压患者宜食用的食材

高血压患者的饮食要遵循低脂肪、低热量、低胆固醇的原则,要保持饮食的清淡,尽量多食用瓜果、蔬菜,能够有效缓解高血压的症状。以下食物具有不错的降血压效果。

金针菇:属于高钾低钠的食物,可以用来做汤或炒食,也可以作为火锅的配料食材;萝卜:具有软化血管,降低血压的功效,既可以直接食用,也可以榨汁饮用,适宜因高血压产生头晕的人;枸杞:枸杞头和枸杞子都可以食用,枸杞头用来与蔬菜炒,枸杞子用来泡茶,均有降血压的功效。除此之外,如梨、裙带菜、茼蒿等果蔬,都有降血压的功能,防治头晕目眩、耳鸣、心悸等不良反应。

✿ 神经衰弱,都市人的顽疾

现代社会中,不少人都患有神经衰弱,主要是因为精神长期处于压抑状态,致使大脑活动能力减弱,神经衰弱是很多都市人的顽疾。主要表现为神经性疲劳、记忆力减退、头痛失眠等,严重困扰人们的正常生活,应采取积极的治疗措施。

神经衰弱主要出现于 16~40 岁的群体当中,发病率没有确切的性别差异,主要是工作劳累或精神紧张者容易出现。出现神经衰弱以后,若不加以积极的干预和治疗,会成为一种顽固的疾病,成为危害人体健康的"杀手"。若进行积极的心理治疗和药物治疗,症状一般能够缓解或消除。

症状产生的普遍原因

根据医学界的探究,绝大多数专家认为,主要是精神因素导致人的神经衰弱。只要是能引起持续的心情紧张或内心的长期矛盾等因素,让神经活

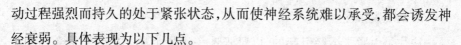

动过程强烈而持久的处于紧张状态，从而使神经系统难以承受，都会诱发神经衰弱。具体表现为以下几点。

1. 精神压力

在现实与理想当中，人们的主观愿望和现实的差距，使人的内心长期处于矛盾状态，甚至会演变为慢性精神创伤，并引起神经衰弱。

2. 疾病困扰

当人患上某种疾病以后，身体的抗病毒能力下降，免疫能力衰退，而且由于疼痛引起的身体不适，人很容易焦躁，往往给自己平添烦恼，长期让神经系统高度紧张，引发失眠而导致神经衰弱。

3. 用脑过度

很多上班族都从事脑力劳动，往往工作任务繁重，甚至在整个上班期间，精神都处于高度集中状态，以至于大脑神经细胞过分消耗能量，大脑的调节功能紊乱，从而引起神经衰弱，因此，从事脑力劳动者要注意适时放松精神。

4. 环境不良

若居住的环境过于嘈杂，长时间受到噪声污染或光污染，无法保证良好的睡眠质量，大脑神经系统受到损害，长期处于这种环境也会诱发神经衰弱。

临床症状表现

神经衰弱临床表现很复杂，精神紧张的同时，人的躯体也会出现不良反应，主要有四类。

1. 脑力不足、精神倦怠

神经衰弱的患者，往往感到缺乏精力、萎靡不振，大脑变得迟钝，记忆力减退，在工作时无法集中注意力，致使工作效率减退。

2. 对刺激非常敏感

患者的某个部位受到刺激，往往会感觉到明显的不适，有时会痛苦不堪，但是，若适当转移注意力，能够缓解或消除这种不适。患者的疼痛部位往往与医疗检查的部位不符合，并且连患者自己也说不清到底是哪里疼痛。

3. 出现紧张性疼痛

往往是由紧张情绪引起的,以紧张性头痛最常见。患者经常会感到头重脚轻、头晕脑涨、头部紧压感;有时颈部会变得僵硬,还会出现腰背和四肢的疼痛。

4. 睡眠质量下降

因为神经衰弱患者大脑皮质的内抑制下降,神经非常容易兴奋,晚上难以进入深度睡眠,通常在半夜醒来后难以再入眠,晚上睡不着那么白天工作就会更加无精打采。

除了上述症状,还有因心理、生理障碍产生神经衰弱的患者。生活中的心理障碍情形很多很多,如头昏眼花、心慌胸闷、尿频尿急等,有的男性出现阳痿早泄的情况,女性则表现为月经不调等症状。这些症状其实很有可能是神经衰弱的外在表现,却很容易被人们忽视,一定要加以重视,并且采取积极的干预和治疗措施。除此之外,焦虑也是大多数神经衰弱患者的基本症状。

疾病的治疗方法

若出现神经衰弱,需要以心理治疗加上药物或物理治疗。饮食养生主要为预防,因而采用饮食疗法,是防治神经衰弱的较好途径之一。

1. 采取心理治疗方法

心理治疗是治疗神经衰弱的基本途径。若发现自己患有神经衰弱,要及时寻求医院医生或心理医生的帮助,寻找出起病的根源,从而找出应对的策略。患者想要治疗好神经衰弱,首先必须消除疑病心理,尽量放松心态,可以放下繁忙的工作,适当地调整和休养,患上了神经衰弱,要给自己积极的暗示,以提高自己应对疾病的信心。另外,进行适当的体育锻炼,在增强体质的同时,也让自己紧张的大脑得到充分的休息,能够有效缓解该症状。

2. 采取饮食治疗方法

除了心理疗法和药物疗法,在中医学中,主要讲究食疗方法,也就是通常所说的"养生"。因为神经衰弱的病因比较复杂,因而要根据不同状况采取不同的饮食调理。

气血两虚型：这种类型的症状主要表现为食欲下降、失眠多梦、记忆力衰退、精神倦怠等，主要是脾胃功能下降而引起的，因而尽量多食用具有健脾益气的饮食，同时要多食用有补血养心功效的食物，如大麦、粳米、糯米、黄豆以及其制品；果蔬类如西红柿、胡萝卜、南瓜等；肉类如牛肉、兔肉、猪肝、猪肚、羊心等，另外，还可以适量食用人参、鲤鱼、鳝鱼等滋补品。

肝火上升型：这种类型的精神衰弱一般以现心悸烦躁、失眠多梦、急躁易怒等为主要表现。日常饮食要多食用能够养心安神的食材，果蔬类如冬瓜、苦瓜、菠菜、油菜、荠菜等，还有绿豆、桂圆、乌骨鸡等。

心肾不交型：这类疾病主要表现为心悸不宁、失眠健忘、肌肉酥软等。应该多食用具有滋阴清热、通交心肾的食材，如红枣、百合、酸枣仁、枸杞等。

❀ 健康饮食，远离高血脂

当人体脂肪代谢或运转异常，血浆中的脂质高于正常水平，就易引发高脂血症，脂质不溶或者微溶于水，必须和蛋白质结合以脂蛋白形式存在，所以高脂血症通常是高脂蛋白血症。中老年人患脂血症的概率较大，需要注意防范。

据统计显示，在中老年人当中，高血脂患病率大约在30%～50%之间，中老年人应高度重视高脂血症的防治。中医有食疗养生的传统，食疗也特别适合于很多慢性疾病。人们可以通过分析高血脂的病源，从而采取针对性的食疗。

高血脂疾病的类型

根据血脂的不同成分，高脂血症主要分为三种类型。

1. 高胆固醇血症

高脂血症是脂蛋白紊乱的标志，主要是血胆固醇升高，但是三酰甘油的含量正常。实质上,胆固醇血症的病因尚不太明确,专家推断,很可能与家族遗传有关。若胆固醇量超过 5.72 毫摩尔/升,即可视为高胆固醇血症。

2. 高甘油三酯血症

高甘油三酯血症主要是三酰甘油含量升高,而总胆固醇含量正常。这种疾病的病因和饮食有关,若摄入的糖类过多,或者长期饮酒、吸烟,都会引发高甘油三酯血症。若血三酰甘油超过 1.7 毫摩尔/升,即为高甘油三酯血症。

3. 混合性高脂血症

根据混合性高脂血症的判断,其血胆固醇和三酰甘油的含量都增高。既和日常饮食有关,也和遗传因素有关,另外,其他疾病也会诱发混合性高脂血症。

培养良好的饮食习惯

食物的营养元素对血液中的脂肪含量有很大的影响,有专家用动物做试验,若对动物长期喂高脂肪、高胆固醇的食物,动物的血脂会明显升高,产生动脉粥样硬化。同时,大量的人群流行病学调查显示,长期大量食用动物性脂肪,会导致胆固醇和低密度脂蛋白的含量升高而影响人体健康。另外,若经常食用饱和脂肪酸和胆固醇少的食物,同时,增加饮食中植物性脂肪的含量,血浆中的胆固醇和三酰甘油反而下降,且跟踪调查显示,人们产生动脉粥样硬化的概率也大大降低了。

由此不难发现,养成良好的饮食习惯,对控制血脂异常有重要的意义。

规范合理的饮食结构

对高血脂患者而言,要养成良好的饮食习惯,还要注意自己的饮食结构,合理膳食,均衡搭配,才能够吃出营养,吃出健康,逐渐远离高血脂疾病。

每天饮一定量的牛奶,补充足够的钙质和蛋白质;一日三餐要保证,最好要定时定量,而且每顿饭不宜吃太饱,保持在七八成饱即可;每日蔬菜不可少,通常每天要摄取 400 克左右的蔬菜,加上 100 克左右水果;饮食要粗细搭配,有效控制脂肪堆积。

适当搭配各种颜色的食物：黄色食物如玉米、南瓜、胡萝卜等，每天保证进食一种即可；绿色食物中，更多的是绿色蔬菜，其中包含维生素 C、菜碱等成分，有良好的降血脂功能；白色食物如燕麦，经常食用也能够起到降脂的功效；黑色食物有黑木耳、香菇等，用这类食物与其他类食物一起烹调，降脂效果明显；红色食物，如红葡萄酒，很多人认为高血脂患者不能饮酒，实质上，适量饮用一些红酒对身体有好处，质量品质好的红酒可以改善脂质代谢状况，促成脂蛋白的合成，能降低血脂，并且能防治动脉粥样硬化，有利于保护心血管系统。

食用富含膳食纤维的食物

膳食纤维不能够被人体直接消化，但却是人体机能正常运转必不可少的元素。因为膳食纤维具有很强的吸水性，在人体中遇水分便容易膨胀，增加了粪便的体积，并且有助于胆固醇随同粪便一同排出；可溶性膳食纤维会和胆酸及其他物质结合，能够减少胆固醇的吸收和脂蛋白的合成，能够加速低密度脂蛋白在肠道内的化学反应，形成一种不可溶性的木质纤维素，即膳食纤维具有良好的降血脂的功效。

因此，在日常饮食中，要多食富含膳食纤维的食物，如玉米、小米、大麦、小麦、皮豆类、茄子等，有助于防治血脂的升高。尤其是患有高血脂的人群，更需要多补充富含膳食纤维的食物，不但有助于降低体内的血脂，并且能够防治动脉粥样硬化及冠心病。

❋ 冠心病患者的营养锦囊

冠状动脉性心脏病简称冠心病。是指冠状动脉循环功能或器质性的病变引起冠状动脉血流和心肌需求之间的不平衡而导致的心肌缺血性损害的一种心脏病。冠心病患者如何挑选饮食呢？应该提倡清淡饮食，以低热量、低脂肪、低胆固醇为原则。

随着经济的发展,人们的生活变得越来越好,随之而来的却是各种疾病。临床图像医学证明,高达80%的冠心病都是因为饮食不当所致的。可见,冠心病是一种可怕的饮食疾病,并且发病率与死亡率有逐年增加的迹象,良好的饮食习惯是其最好的医生,健康饮食也是最好的治疗药物。

控制总热量摄入

冠心病的病理基础是动脉粥样硬化。目前,在医学领域,人们仍没有探明动脉粥样硬化产生的原因,但通常都是因为人体的脂质代谢异常而引发的,而且冠心病和血内胆固醇、脂肪物质、三酰甘油增高有重大联系。因此预防和控制高血脂尤为重要。如前所述,肥胖者患冠心病的概率大于普通人,因而要注意控制体重,也就是要控制热量的摄入,降低胆固醇和三酰甘油。控制摄取的总热量,要少食用高脂肪的食物,如肥猪肉、肥牛羊肉、牛羊油,还要少吃动物的肝、脑、肾等,同时要少吃鱿鱼、墨鱼等。

多食用植物油

平时多食用植物油,少食用动物油,能够有效抑制动脉硬化及其并发症。因为动物油富含饱和脂肪酸与胆固醇,容易加速人体器官的老化和血管硬化,从而加大患冠心病、中风等疾病的危险。而在植物油当中,通常含有大量的不饱和脂肪酸,进入人体便会变成二十二碳脂肪酸,能够促成前列腺素的合成,而人体中的前列腺素又能降低血压,并且能扩张血管,防治血液凝结,进而起到预防动脉粥样硬化的效果。除此以外,不饱和脂肪酸能够抑制血栓的产生,有助于胆固醇氧化反应,从而生成胆酸,能够和胆固醇结合成不饱和脂肪酸胆固醇脂,促进胆固醇的转运。因此,如豆油、菜籽油、玉米油、花生油等植物油,被人们称为是高血压、冠心病的"康复油"。

食用纯牛奶预防动脉硬化

通常人们都知道,牛奶是极佳的营养品,牛奶中富含蛋白质,且还有 B 族维生素以及钙、磷等无机盐。绝大多数人都不知道牛奶对于预防高血压、治疗冠心病的重要作用。牛奶中含有人体不能合成的 8 种氨基酸,且含丰富的活性钙,是人体最好的钙源之一。

人们在生活中离不开食盐,但若长期超标食用盐,会导致体内的钠元素超标,导致血压升高,进而加重心脏负担,最终诱发冠心病。根据动物试验表明,牛奶中的蛋白质具有清除过量钠元素的功能,因此,多食用牛奶能够预防高血压、动脉硬化等疾病。此外,牛奶中含有乳清酸,对脂肪代谢有控制作用;还含有一种耐热的低分子化合物,具有抑制胆固醇生成的功效;牛奶中的钙质与胆碱,能够促进体内胆固醇的排泄,以防止血脂升高,避免肥胖症。

饮食多样化

尽量多食含有维生素、微量元素和膳食纤维的食物。如维生素 C 的功能之一是增加血管韧性,减少脆性,预防血管出血。维生素 C 含量丰富的食物主要是新鲜的蔬菜和水果,特别是酸性水果含量较为丰富。元素钾对心血管有保护作用;微量元素碘,对降低血清胆固醇和减少胆固醇在动脉壁附着有重要作用,它还能摧毁钙盐在血管壁上的沉积,阻碍动脉粥样硬化病变的产生,有利于冠心病的防治;膳食纤维能促进坏胆固醇从体内较快地排出,因此患者应多食粗粮及豆类食物,以增加膳食纤维的摄入量。

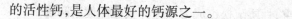

中老年人谨防骨质疏松

骨质疏松症是中老年人高发的慢性疾病,通常情况下,随着年龄增长,其发病率也逐渐升高。骨质疏松症往往不易觉察,对人的影响却很大,当钙质像沙漏中的沙子一样慢慢流失,骨头变得脆弱,就很容易发生骨折。

骨质疏松症作为中老年人常见的疾病具有高发病率、高致残率的特点,若人患上骨质疏松症,那么,日常的生活质量会大打折扣。随着经济的发

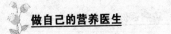

展,人口老龄化问题日益加重,骨质疏松也成为全世界关注的健康问题。

病症的临床表现

骨质疏松症从病理角度分析,有原发性与继发性之分,原发性骨质疏松如绝经后骨质疏松,继发性骨质疏松是因为某种疾病问题而产生的,如甲亢性骨质疏松、糖尿病性骨质疏松。通常而言,当女性到 35 岁左右,骨钙就开始流失,而男性则在 45 岁左右开始流失。随着年龄的增长,骨骼钙质流失也日益加快,因而骨骼老化速度也不断加速。骨质疏松症患者,通常会有如下临床表现。

1. 产生疼痛

若患了骨质疏松症,超过七成的人常常会感觉到腰背痛,疼痛沿脊柱向两侧扩散,特别是长时间站立或坐立,疼痛都会加剧,只有在仰卧的时候,疼痛感才会得到缓解。在半夜或早上刚醒来的时候,往往痛感明显。

2. 骨骼收缩

骨钙流失后,骨骼变得脆弱,因为受到体重的压迫,骨骼容易变形甚至弯曲,特别是脊椎部位容易前倾而形成驼背。当骨头的钙质减少到一定程度,骨头便会容易骨折,严重者危及生命。

3. 呼吸功能下降

胸、腰椎压缩性骨折,脊椎后弯,胸廓畸形,可使肺活量和最大换气量显著减少,患者往往可出现胸闷、气短、呼吸困难等症状。

进食的营养原则

对中老年人而言,最重要的是多进补钙、磷与蛋白质,因为这些元素是骨质重要组成成分。平时一定要多食用富含钙质的食物,通常每日补钙剂 500~1 000 毫克。要注意钙、磷的比值,通常以 1:1 为最佳。还应该补充足够的脂溶性维生素——活性维生素 D_3,非常有益骨骼健康,不但能提高骨密度,还可以增强骨强度,从而使骨骼更有张力和弹性。还要补充适量的蛋白质,在现实生活中,有很多孩子发育不良,骨骼生长缓慢,这都是因为缺少蛋白质而营养不良的表现。

骨质疏松的食疗方剂

若出现骨质疏松症，人们通常采取药物治疗，但是仅靠药物是完全不够的，加上补钙的营养膳食能够为身体补充更多的"能量"，可以有效改善症状，推荐如下食谱。

1. 黄豆猪骨汤

准备鲜猪骨 250 克和黄豆 100 克。制作方法：提前将黄豆放入水中浸泡待用；将鲜猪骨清洗干净并切成小段；将猪骨放入砂锅中，加生姜 20 克、黄酒 200 克，食盐适量，用文火将骨头炖烂，再将黄豆放入锅中继续煮至熟烂就可以食用了。由于鲜猪骨含天然钙质、骨胶原等，有益骨骼健康。黄豆含黄酮苷、钙等营养元素，也能促进骨骼生长。因而有助于避免骨骼老化和骨质疏松。

2. 桑葚牛骨汤

准备桑葚 25 克，牛骨 250～500 克。制作方法：将桑葚洗净，加酒、糖少许蒸熟；把牛骨放入锅中煮，开锅后将浮沫去掉，然后加入姜、葱；见牛骨发白时将其捞起来；往牛骨汤中放入已蒸制的桑葚，煮沸以后再去浮沫就可以食用了。

骨质酥松的饮食禁忌

1. 禁忌吃得太咸

长期食盐过量易加速钙的流失，从而加剧骨质疏松。

2. 禁忌多吃糖

体内糖含量过高，也会影响钙质的吸收而导致骨质疏松症。

3. 禁忌喝咖啡和浓茶

很多人喜欢用咖啡提神，但其却因富含咖啡因而容易导致钙质的流失。有专家做一次调查实验，在一组患有骨质疏松症停经妇女当中，有 31% 的人每天喝 4 杯以上的咖啡；但是，在骨质正常的一组中的成员情况时，只有 19% 的人每天喝超过 4 杯的咖啡。另外，要禁忌长期饮浓茶。茶叶当中也含有咖啡因，会妨碍人体对钙元素的吸收，并且因茶水利尿而会加剧尿钙排泄,造成骨钙流失,长此以往会诱发骨质疏松症。

4.少吃菠菜、苋菜等

这类蔬菜含有大量的草酸而影响钙的吸收。即便要食用这类食材,需要经过沸水焯一遍,尽量降低其中草酸的含量。

❀ 调整便秘有良"食"

便秘是一种常见的复杂症状。据统计资料显示,超过半数的人都患有或曾经患有便秘。便秘严重者,不但会引发痔疮、肛裂等肛肠疾病,而且容易引发或加重许多全身性疾病。虽然便秘不是大病,但对日常生活影响不小。

中医学认为,便秘是由于脾气虚弱而导致的,因此,平时应注意饮食搭配,合理膳食,避免加重肠胃的负担。倘若已经有便秘症状,不妨多食用滋补气血的食物如花生、枣、豇豆、黄豆等,其具有补脾通便的良好功效,不仅如此,而且以下几种食物也都有不错的效果。

豆芽

豆芽主要有黄豆芽和绿豆芽,其中绿豆有更加丰富的营养。豆子当中含有大量的纤维素和维生素,属于低热低脂的食品,价廉实用。豆芽除了具有豆子的基本功用外,还有更多的无机盐。这是因为在豆芽生长期间,植物氨甲环酸会迅速消失,因为酶的作用促使植物凝血酸降解,从而产生大量的磷元素和锌元素,这种元素是人体必需的元素。总之,豆芽具有滋阴和通便、利尿的功效。

西葫芦

西葫芦也被称作美洲南瓜,富含水分,有统计显示,每100克西葫芦中,大约含有超过 94 克的水分，属于低热量食物；还含有维生素与无机盐，其中钾、镁等无机盐的含量较高。最重要的是它含有纤维素、木质素以及果胶等。虽然这些物质不能为体内提供营养，但因体内的酶无法将其完全分解，所以其能够刺激肠道，有助于增强肠道蠕动和粪便的排泄。

白菜木耳汤

中医学认为，白菜属于微寒性食物，有养胃生津、利尿通便的作用，木耳富含蛋白质和维生素以及铁、磷等无机盐，白菜中的维生素 B_2 能够起到润肠通便的功效。木耳性质平和，味道甘甜，特别是黑木耳，是木耳中营养品质最佳的食材，其含有的胶质具有滋补功效，能够将残留在消化道中的杂质、废物吸附后排出体外，起到"清道夫"的作用。因此，将木耳和白菜调配炖汤食用，能起到滋阴润燥、养胃通便的功效。

生吃白菜心

白菜在生活中最常见，其富含维生素，特别是维生素 C 的含量较高，白菜包含一定量的纤维素，能够刺激肠壁，增强肠道的消化功能，有效避免大便过于干燥的情况，从而起到解毒除热和疏通肠胃的作用。通常感到心烦口渴或出现便秘，生吃适量的白菜心，能够缓解或消除不适症状。

花生米拌芹菜

花生米富含植物性脂肪油和蛋白质，还含有人体必需的 8 种氨基酸以及各种维生素，能够润肠通便。花生能够降低胆固醇，有预防高血压的作用。芹菜富含蛋白质和维生素，同时还含有多种游离氨基酸。芹菜富含的纤维素可以降压，增强胃肠蠕动的能力，能有效防治便秘。

西红柿紫菜汤

西红柿有丰富的营养价值。每 100 克西红柿含水分 94.4 克，蛋白质 0.9 克，脂肪 0.2 克，食物纤维 0.5 克，糖类 3.54 克，而且含有胡萝卜素和维生素群。西红柿属于微寒性质的食物,具有健胃消食、清热解毒、生津止渴、凉血平肝的功效,对高血压、糖尿病患者有不错的辅助疗效。西红柿即可以生吃,也可以熟食,营养专家认为,西红柿在加热时,其中的维生素 C 含量会大大降低,但是番茄红素的含量会增加。番茄红素是一种抗氧化剂,能够防治心脏病与癌症。有大量的证据显示,抗氧化剂对于确保人体健康有重要作用,但是水果蔬菜中的维生素 C 的抗氧化功能不足,因而西红柿是一种不错的食物。紫菜富含碘、钙、铁等无机盐,并且含有大量的维生素,有极高的营养价值。

海带冬瓜汤

海带属于海藻类食物,基本不含脂肪而含大量纤维素、褐藻胶质以及钙、碘等多种人体必需的元素,因而,被人们称为"长寿菜"。海带味咸、性寒,具有清热、降血压、化痰清肺的功能,它丰富的纤维素对便秘也有良好的调理功效。冬瓜有清热解毒、利尿消痰的功效,用海带和冬瓜做汤时,在其中放入芝麻油或花生油,防治便秘的功效更好。

❈ 防癌治癌的饮食之道

癌症渐渐地成为常见、多发的疾病,造成癌症的病因纷繁复杂。然而,现代医学表明,至少有 40% 的癌症病变和饮食不当有密切联系。在日常饮食中,有的食物能致癌,而有的食物能防癌,因而,食物对癌症是一把双刃剑,做好饮食养生,有助于癌症的防治。

美国的肿瘤专家雷南认为,对于抑制肿瘤的病变,饮食调理能够起到很好的辅疗作用。传统中医学认为,癌症的发生和肝郁气滞有密切联系,要多食用具有养阴补气功效的食物,可以帮助癌症患者滋补强身,增强病毒的抵抗力,有效预防肿瘤的癌变。因而,合理膳食、养成良好的饮食习惯可以增

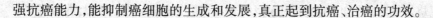

强抗癌能力，能抑制癌细胞的生成和发展，真正起到抗癌、治癌的功效。

易得癌症的人群

1.有癌症遗传史的人群

某些家族中，遗传基因会增加后代人癌症的发病率。比如视网膜细胞癌、肠道癌、乳腺癌等，均与遗传基因有密切联系。

2.有不良饮食习惯的人群

长期食用高脂、高盐或过于精细的食物，或者长期食用腌制的食物，蔬菜和水果的摄入量严重不足，都容易引发癌症。

3.有烟瘾的人群

根据研究表明，经常抽烟的人更容易患肺癌，通常烟龄越长，而且抽烟的量越大，患癌症的风险就越高，不仅易患肺癌，还易诱发鼻咽癌、喉癌、胃癌以及膀胱癌等癌症。

4.长期身处污染环境的人群

环境污染能大大增加癌症病变的发病概率。倘若长期接触放射性物质，且不注意防护，患血癌的概率会大大增加。另外，长期接触容易致癌的化学物质，如煤烟、煤焦油、杀虫剂、石棉等，也是引发癌症的诱因之一。

5.长期精神紧张的人群

倘若长期处于高强度的工作或生活环境中，使人的大脑处于高度紧张的状态，大脑的张力达到难以承受的地步，容易引发脑肿瘤；若长期情绪消沉、心中积郁太多，患癌症的可能性也会大大增加。

食用熏烤食物容易致癌

很多人都喜欢吃烧烤，但人们在制作烧烤时都使用炭火。根据医学试验结果表明，煤炭在燃烧过程中，会产生大量的煤焦油，而煤焦油中含有相当多的含苯化合物如苯并芘，还会产生天然铀和其他放射性物质，同样具有致癌的作用，它随着食物一同进入到人体，容易导致白血病、白内障等疾病，还会导致怀孕女性的胎儿畸形或流产。

因此，吃烧烤要注意防癌，可以先用微波炉把食物调理成半成品，尽量缩短烧烤的时间。也可以先用锡箔纸包裹,再将食材放置在火上进行烧烤,尽量避免食材直接与炭火接触,因为当油脂滴到炭火上时,炭火产生的致癌物会随之上升。另外,烧烤食物一定不能半生不熟,也不能烤焦。烤有皮的肉类或玉米,尽量将皮去掉再食用。

防治癌症的膳食原则

1. 合理安排日常饮食

在日常的饮食当中,应该要保证充足的能量供给,而且食物要多样化,以保证营养的均衡性。通常应该以植物性食物为主,如各类蔬菜、水果、豆类以及粗加工的谷类,而不宜把肉类当作主要饮食来源。

2. 避免体重超标

目前,体重超标的人越来越多,已经成了世界性的健康问题。倘若过度肥胖,患肾癌、肠癌、乳腺癌、子宫内膜癌等癌症的概率会比普通人高很多。因此,从儿童成长期开始,就要注意控制体重,从小开始避免体重超标,甚至肥胖症。

3. 多吃果蔬和淀粉类

日常饮食中,多食用蔬菜和水果类,能够大大降低癌症的发病率。特别是胃癌、食管癌、鼻咽癌、肺癌、直肠癌等。因而,每天至少保证食用5种以上的蔬菜及水果。每天食用600～800克各种豆类、谷植物类的根茎,能够为人体提供足够的淀粉,减少糖类的摄入量。同时,很多果蔬都含有膳食纤维,具有排毒的功效,能有效预防直肠癌、乳腺癌、胰腺癌的发生。

六类公认的抗癌物质

1. 绿色蔬菜类

这类蔬菜主要有西蓝花、卷心菜、椰菜花、花茎甘蓝等。通常蔬菜的绿色越深,含有的抗氧化剂就越多,预防癌症病变的功能就越强。

2. 柑橘类水果

柑橘类水果富含胡萝卜素、黄烷素等,这些元素具有天然的抗癌功效。最好采用生吃的方式,以免煮熟以后破坏其中的抗癌物质。

3.大蒜

这类蔬菜中含有抑制胃癌、肺癌、肠癌等疾病的大蒜素，能够抑制癌细胞的增长，防治癌症的功效显著。

4.黄豆

黄豆含有多种抗癌物质，有一定的抑制癌细胞生长和扩散的功效。

5.绿茶

茶叶内含茶多酚，有抗氧化功效，还能在癌细胞初期遏止其分裂，减慢其扩散速度。

6.香菇

香菇是药食两用菌，有调节淋巴细胞数量、活化巨噬细胞、抗病毒、抗肿瘤等功效。

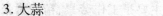

❋ 巧妙饮食摆脱重重"胃"机

目前，食物种类越来越丰富，食物制作也越来越精细，烹调技术也越来越高超，可越来越多的人胃口反而变差，食量下降，甚至很多人患上了胃部和消化道疾病。其实胃部疾病并不可怕，安全、合理地安排饮食，便可以增强胃动力。

胃病往往是长期的不良饮食习惯而造成的，不仅要积极使用药物治疗，同时更要培养良好的饮食习惯，合理安排日常饮食，俗话说"三分治七分养"，这样才能调理好胃病，从营养学方面来讲，饮食要遵循避免"冷、硬、热、气、凉"的原则。

没有胃口怎么办

若长期食欲缺乏就要注意分析其中的原因，以便针对性地安排饮食，从而对胃部功能进行调理。

造成人食欲下降的功能性原因有很多,主要是工作劳累、精神紧张、胃动力减弱等。针对没有胃口的情况,首先调控好自己的情绪,可以从繁忙的工作中抽出时间休息,到户外走走,呼吸新鲜的空气。在饮食方面,要合理安排一日三餐,并且要定时定量,切忌暴饮暴食;每日进食要多样化,避免重复单调的饮食,尽量要做到营养摄入全面,食物的干稀和粗细搭配要得当。适量增加粗纤维食物的食用量,以免影响肠胃中代谢物的排出。

在食物选材方面,可以用话梅、山楂、陈皮等调味,能够有效刺激食欲;要多吃水果,如草莓、橘子、橙子等,可以调节胃部的功能。而且当胃口下降时,应尽量少食用奶油类制品、油炸类食物。

反胃、灼热该怎么办

若有胃动力障碍或食管下段括约肌功能障碍,则容易在不当进食后胃酸反流,从而引起灼热、胸部疼痛等症状,往往会让人因极度不适而不敢进食。若产期出现胃食管反流,就容易使食管损伤,且可能引起严重的病变。

此时,在饮食方面要少进食有刺激性的食物,还应着力改善胃部的消化功能,增强消化能力。反胃、胃灼热时应尽量避免进食的食物有:咖啡、肥肉、碳酸饮料、奶油甜点、辣椒、胡椒等。要规律饮食,定时定量,以免加重消化道的负担而加重病症。

胃病患者须遵循的饮食原则

1. 要讲究饮食卫生

俗话说病从口入,很多病原体与致癌物质都是随着食物进入人体中的,因此,要讲究饮食卫生,如在生吃水果时,一定要清洗干净再食用。

2. 多吃粗粮与蔬菜

很多人肠胃不好,往往容易诱发便秘或腹泻的状况,二者都是危害健康的,便秘严重者还会诱发肠癌,因而适量食用含有粗纤维的粗粮与蔬菜,有助于增强肠道的蠕动力,防治便秘。

3. 要多补充维生素

维生素对人体健康有不少益处,特别是维生素 C 能够起到保护胃部的

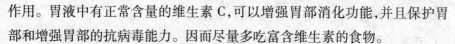

作用。胃液中有正常含量的维生素 C,可以增强胃部消化功能,并且保护胃部和增强胃部的抗病毒能力。因而尽量多吃富含维生素的食物。

4.要避免食用辛辣、生冷和刺激性强的食物

如冷饮、辣椒、胡椒粉等,容易刺激消化道黏膜,从而引发腹泻和消化道炎症,致使胃部消化功能下降。

5.要戒烟酒,避免胃部受到刺激

不应该吸烟,因为吸烟会导致胃部的血管收缩,从而影响胃壁细胞的供应,导致胃黏膜的抗病毒能力下降,从而诱发胃部疾病。

胃病患者须"五忌"

1.忌狼吞虎咽

肠胃病患者应该细嚼慢咽,若狼吞虎咽,食物咀嚼不充分,会增加胃部的负担,甚至使胃黏膜受损。

2.忌睡前进食

要上床睡觉的时候,就不应该进食了,否则不仅容易导致睡眠不适和肥胖,又因为食物会刺激胃酸过度分泌,从而诱发溃疡。

3.忌精神紧张

人的精神紧张,会通过大脑皮层扩散到边缘系统,从而影响自主神经系统,导致肠胃功能紊乱,削弱肠胃的消化能力。

4.忌过度劳累

不管是从事体力劳动还是脑力劳动,胃病患者都应该注意休息,若过度劳累,容易导致肠胃的供血不足和分泌功能失调,从而致使胃黏膜受损而影响消化。

5.忌滥用药物

根据医学表明,很多药物容易妨碍肠胃消化功能。解热镇痛抗炎类药物如阿司匹林、对乙酰氨基酚、保泰松等;肾上腺糖皮质激素类如泼尼松、地塞米松、可的松等。

稀饭过多适得其反

很多人在患胃病之后,常常都会选择多食用稀饭,因为稀饭软和且易于

消化吸收。但过多地食用稀饭,往往会适得其反。

正常的饮食中,人们通过细嚼慢咽来进食,不但为了将食物嚼碎以使人体更好地吸收,且同时将食物和唾液混合,使唾液中的消化酶帮助胃部消化。但是,因为稀饭的水分较多,因而食物无法和消化液混合,过量食用同样难以消化掉。另外,稀饭中过多的水分会稀释掉消化液,导致人体消化功能下降,胃部蠕动能力减弱,从而削弱胃部整体功能。

❀ 感冒患者的饮食调理

人们患感冒通常以伤风感冒居多,临床主要表现为流鼻涕、嗓子疼痛红肿、高烧不退等。感冒患者应注意调理饮食,避免不良的饮食习惯导致病情反复或加重。那么,感冒患者应该食用哪些食物呢?

感冒患者饮食调理是关键。每天用餐都要营养均衡,为人体摄入充足的热量和蛋白质。总而言之,感冒通常是受到外邪侵犯所致,因此,在感冒期间,应该多吃些清淡的食物、做好营养调理,才能使感冒尽快痊愈。

感冒期间的饮食原则

在患感冒期间,需要注意多方面的饮食规律。首先,应该加强营养的补充,以增强体质。其次,要多食用易于消化吸收的食物,清淡的稀饭是人们常用的食物。另外还可以多喝炖汤,例如鸡汤、猪肝汤、排骨汤、鳝鱼汤等,能够从中摄取足够的营养。

感冒患者可能出现发热现象。若患者出现持续高热,饮食一定要清淡;可以食用如面条、鸡蛋羹、鸽子汤、羊肉汤、牛肉汤等,但在炖制羊肉、牛肉汤时,一定要将肉煮烂以后才食用,避免因消化不良而加重身体不适。感冒患者要注意自己手脚的温度,倘若体内的温度已超出了正常的体温,但是手脚仍是冰凉或者感觉周身忽冷忽热，说明身体的寒气比较大，饮用红糖姜茶发汗效果好。此外，若感冒不是特别严重，可以饮用适量的酒以驱除体内的寒气。特别是伤风感冒的患者，可用鸡蛋与白酒制成蛋酒服用，有不错的治疗效果。

❀ 蛋白质的摄取很重要

在患感冒时，人体受到病毒侵袭，人体为了抵抗病原体，新陈代谢会更加旺盛，从而会消耗体内大量的能量，所以必须保持足够的营养摄取量，不能因胃口不好而少食甚至不进食，以免人体因能量不足而出现虚脱的状况。

多食用富含蛋白质的食物是获取能量的主要途径，足够的蛋白质能够增强人体的免疫力，有益于身体的康复。另外，植物油也是快速补充能量的好方法，例如富含亚油酸的芝麻油，能够加速肾上腺素在体内的合成，对伤风感冒有不错的疗效，且具有缓解精神紧张的作用，增强人体抗病毒的能力。

感冒后流清水鼻涕

感冒患者除了高烧，还往往伴随流清水鼻涕和打喷嚏的状况，那么，患者又该如何应对呢？有的仅在早上起床时打喷嚏、流清水鼻涕，只需要加以适当的活动即可得到缓解。引起感冒的病因多种多样，但大多是体寒气虚而导致，因此，感冒后要注意保暖，特别是在天气较冷的秋冬季。在饮食上要多吃温热属性的食物，如羊牛肉、山药、糯米等，糯米可以发挥滋补气血的功效。尽量避免吃寒凉的、泄气的食物，还应该加强室外有氧运动，以增强身体的抵抗力。因受凉而感冒的患者，每晚临睡前要坚持用热水泡脚，同时要保证足够的睡眠，尽量早睡，避免熬夜，睡觉时可以多加一床被子，以便在睡觉时出一些汗,以使寒毒随汗液排出,使感冒尽快痊愈。

感冒的饮食禁忌

1. 忌辛辣刺激性食物

辛辣的食物如辣椒、芥末等,这类食物有助火生痰的作用,使人的痰液变得黏稠而影响正常呼吸,同时可能会加剧头痛和鼻塞等症状。另外,食用激性强的食物,有可能损伤食道黏膜,从而加重鼻塞、呛咳的情况。

2. 忌熏烤食物

熏烤食物主要是各式各样的烧烤,虽然味道非常不错,但是不易于消化,也就不利于疾病的康复。

3. 忌吸烟

平时正常人吸烟都无益于健康,对感冒患者的危害更大。吸烟对呼吸道有较大的刺激作用,加重咳嗽和增加痰瘀,会加剧感冒病情。

✿ 口腔溃疡患者的饮食疗法

日常生活当中,人们总会受到各种疾病的侵扰,不论大病还是小病,都会严重干扰到人们的正常生活,从而给人增添不少的烦恼。口腔溃疡算不上什么大病,但是导致进食困难,使人难受异常。

口腔溃疡是一种非特异性炎症,发生于口腔黏膜无角化或角化较差的区域,如唇内侧、舌尖、舌缘、舌腹、颊、软腭等黏膜处。口腔溃疡的发病率没有明显的年龄差异,相比较而言,女性发病率稍高。对很多口腔溃疡患者而言,常常导致餐饮不便,给人带来不小的痛苦,若患了口腔溃疡,要及时采取治疗措施。

口腔溃疡的起因

口腔溃疡的发病原因有很多,既有先天遗传因素,也有后天的因素。

现代医学研究显示,复发性口腔溃疡疾病和自身的免疫力有很大关系。既有患者表现为免疫缺陷,也有患者表现为自身免疫反应。总之,就是因为各种因素导致人体正常的免疫系统对自身组织抗原出现免疫反应,使皮肤正常的组织受到破坏,从而引发口腔溃疡。

临床实验表明,复发性口腔溃疡具有显著的家族遗传倾向,我们常常会发现,倘若父母一方或双方患有复发性口腔溃疡,那么,其后代就比常人更容易患病。复发性口腔溃疡的发病,还往往和消化系统疾病胃溃疡、十二指肠溃疡、结肠炎等疾病或症状有一定关联,除此以外,口腔溃疡疾病的发病,还可能由腹泻、发热、睡眠不足、过度疲劳、精神紧张、月经不调等身体异常状况引发。当身体出现一种或多种异常情况,身体的免疫力会下降,引发免疫功能紊乱,也容易导致复发性口腔溃疡的频繁发作。

口腔溃疡的症状表现

1. 轻型口疮

通常出现在口腔黏膜角化差的部位,溃疡的形状为圆形或者椭圆形,大小和数目不定,能感到明显的疼痛。一般无明显全身症状与体征,康复以后不会留下任何瘢痕。

2. 疱疹样口疮

溃疡的直径较小,但是发病的范围较大,疱疹的数目众多,甚至能出现好几十个,邻近疮面可融合成片。患者的疼痛感比较剧烈,时常伴有低热、头痛等不良反应,康复以后一般也不会留下任何瘢痕。

3. 腺周口疮

通常出现在唇内侧,以及口角区黏膜。腺周口疮往往是单个出现,面积大且深陷到皮肉下,看起来就像一个"小坑"。这类溃疡愈合时间长且容易留下瘢痕。

4. 白塞综合征

不仅仅出现在口腔部位,还可能会出现在眼睛、皮肤等区域,若出现这类病症,需要综合考虑,结合其他系统损害分析进行诊断。

口腔溃疡的日常护理

1. 鸡蛋

将鸡蛋打入碗中搅拌成糊状待用;将适量的绿豆放入水中浸泡 10 分钟,再烧火煮几分钟,用并没有完全煮熟的绿豆水,冲鸡蛋花饮用,每日早晚各服用 1 次,能够治疗口腔溃疡。

2. 全脂奶粉

全脂奶粉加少量的白糖,以开水冲泡服用。每天 2～3 次,每次 1 汤匙,能够治疗口腔溃疡。

3. 西瓜

准备 1/2 个西瓜,取出西瓜瓤并榨出西瓜汁液,将瓜汁含在口中,2～3 分钟咽下,反复几次具有消暑清毒、治疗溃疡的功效。

4. 浓茶

根据著名中医学著作《本草纲目》记载"茶苦而寒,最能降火",现代医学研究也表明,茶中含有单宁,能够起到收敛的作用,坚持使用浓茶漱口可加速溃疡愈合。

5. 庆大霉素

首先去除消毒棉签,用棉签蘸取一定量的庆大霉素注射液涂抹在溃疡区域,每天反复 3～4 次即可,最好是三餐后和睡前涂抹,有很好的治疗效果。

防治口腔溃疡的食谱

1. 乌梅生地绿豆糕

需要材料:乌梅 50 克,生地黄 30 克,绿豆 500 克,豆沙 250 克。制作方法:先用温水浸泡乌梅几分钟,然后将其切成小丁或片;将生地黄切细合同乌梅均匀搅拌。用沸水浸泡绿豆一段时间擦去外皮;将加工好的绿豆蒸 3 小时,将其中的水分晾干后擦成绿豆沙。将特制的木框放在案板上,衬以白纸一张,先放一半绿豆沙,铺均匀,撒上乌梅、生地,中间铺一层绿豆沙,再将其余的绿豆沙铺上,压结实,最后将白糖撒在表面,制作好后即可食用。这种如点心一样的食物,美味可口,具有滋阴清热、解毒敛疮的功效。

2.生地青梅饮

需要材料:生地黄15克,石斛10克,甘草2克,青梅30克。制作方法:在锅中加入适量的水,然后将所有材料放入锅中一起煮。大约30分钟捞起,去掉渣质即可。每天服用1剂,分为3次饮服,坚持数日,可以降火敛疮。

3.生地莲心汤

需要材料:生地黄9克,甘草6克、莲子心6克。制作方法:将材料全部混合并加水煎煮,去掉渣质服用汁水,服用方式与生地青梅饮相同,能够治疗溃疡。

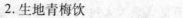 营养饮食降低脂肪肝

在平时,倘若比较喜欢某个人,经常会将其叫作"心肝宝贝",可见,心和肝对人体是多么重要。但是随着生活水平越来越好,人们的饮食结构发生了不小的变化,很多人的身体状况却日益下降,脂肪肝人群也越来越庞大,那么如何才能让我们远离脂肪肝呢?

脂肪肝有轻、中、重度之分,若脂肪肝达到最严重的程度,随即会出现肝硬化,危害非常大。目前,很多白领阶层都受到脂肪肝的困扰,脂肪肝成为一个不可忽视的健康问题。因此,人们要注意控制饮食,从而起到一定的辅助防治脂肪肝作用。

营养不良导致脂肪肝

脂肪肝主要是由于营养不良而导致。所谓的营养不良,并非单指缺乏营养,而主要是人获取的营养不够均衡。因为人们的生活越来越好了,很多时候体内的能量过剩,而又不能保证足够的锻炼时间,从而导致身体肥胖;有的人身体并不肥胖,但是因为长期饮食结构和生活习惯的不合理,加之脾胃消化功能较差,从而引发疾病;有的人由于日常的时间比较紧迫,为了更

方便、快捷而长期食用快餐类垃圾食品;有的人整天大鱼大肉,暴饮暴食,缺乏蔬菜、水果等营养食物的摄入,导致体内营养失衡而影响肝脏的新陈代谢功能,最终诱发脂肪肝。

此外,营养不足也是诱发脂肪肝的重要原因。一部分人饮食极不规律,体内长期缺乏蛋白质和维生素,导致肝脏无法正常运转,不能够维持肝内脂肪等能量的正常代谢,致使脂肪堆积形成脂肪肝。

患者饮食要谨记

1. 限制热量的摄入

注意不可食用过多高能量的食物,避免过多的能量转变为脂肪在体内堆积,从而加快脂肪肝病变。控制热量的摄入,也有助于控制体重,能够使肝功能尽可能维持在正常状态。

2. 限制糖分的摄入

高糖食品充斥着人们的生活,很多食品味道极佳,容易勾起人们的食欲。但需要知道,若体内的糖分过多,会刺激胰岛素的分泌,胰岛素又促进肝脏合成三酰甘油,这对脂肪肝有很大的坏处。因此,脂肪肝患者尽量少食高糖食物。

3. 限制脂肪的摄入

肥肉、蛋黄等含有大量的饱和脂肪,若食用过多,会大大增加体内的热量,影响胆固醇的正常,不利于病情的缓和。同时,会让胆固醇在肝内沉积而妨碍肝糖原合成,进而导致肝功能减退。

4. 食用富含维生素的食物

脂肪肝患者应该多食用富含维生素的食物,多补充 B 族维生素,能避免肝脂肪变性并保护肝脏的功效。维生素 C 具有增强肝细胞抵抗力的作用,同时能促进肝细胞的再生。

5. 控制主食量

中医学认为,脂肪肝患者往往脾胃较差、气血不足,若大量吃主食,人体不仅无法很好地吸收营养,也会使得"垃圾"处理困难,反而会加重病情。因此,在饮食调整方面应尽量减少主食,增加优质蛋白质食品。两三周后可以适当吃粗粮、杂粮，少吃精米、精面。饮食中可以加一定量的优质肉类，能够很好地滋补气血，以鱼、虾、家禽为佳。

脂肪肝患者宜吃食物

燕麦富含亚油酸与皂苷素，不仅能够降低血清胆固醇、三酰甘油，还能通便，有助于糖尿病患者减肥；银耳富含蛋白质、脂肪、膳食纤维以及微量元素，最关键的是银耳能够改善人的肝、肾功能，具有降低血清胆固醇和三酰甘油的功效；大蒜含有硫化物的混合物，能够降低血中胆固醇，防止血栓的形成；海带富含牛磺酸，能够降低血及胆汁中的胆固醇，同时还有食物纤维褐藻酸，能够抑制胆固醇的吸收，有益健康；牛奶富含钙质，可以抑制人体对坏胆固醇合成酶的活性，从而减少人体对坏胆固醇的吸收，能够防治脂肪肝。

脾胃气血影响脂肪肝

中医学认为，人出现脂肪肝的症状，主要是因为脾胃不和和体内气血不足，使得进入体内的食物得不到及时的消化吸收，产生的大量"垃圾"长期堆积于肝脏无法排除，从而影响肝的供血和其他功能。

对于经常出现胸闷气喘的患者，平日除了注意营养外，可以选择具有补益气血的药物调理，如参苓、白术，能够缓解脾肺气虚、乏力气喘的症状；对容易出现心悸头晕、全身乏力的患者，可以服生脉饮、柏子养心丸等，具有不错的疗效。除了药物治疗和食疗方法，可以选择中医按摩保健的方式，时常按摩胃经的丰隆穴，能够调理脾胃，降低血脂。

❋ 糖尿病患者的饮食疗法

有医学统计显示，长期不良的饮食习惯非常容易诱发糖尿病。

对糖尿病患者而言，饮食控制是防治糖尿病最有效的途径之一，被称为治疗糖尿病五架马车的"驾辕之马"。不管糖尿病患者处于什么阶段,饮食治疗是基础的、必需的方式。

糖尿病除了遗传因素影响外,往往是饮食不当而导致的。绝大多数医生也会要求患者做好饮食方面的调养,但是有不少人步入了饮食调理的误区,有的人为了控制饮食,连每天应该保证的主食也戒掉了,这样反倒不利于疾病康复;而糖尿病患者不能吸烟,但却因控制不住而影响疾病的康复。实质上,饮食调养最关键的要明白三个问题,该吃什么?不该吃什么?该如何搭配饮食?能对饮食有基本的认识,那就能很好地防治疾病了。

控制摄入的糖类物质

葡萄糖属于单糖,平时生活中很常见,一般用作食品添加剂或者口服液。葡萄糖进入人体以后,不需要任何新陈代谢便会直达血液,极容易导致血糖升高。蔗糖与麦芽糖属于双糖,其中蔗糖是人们最熟悉的,所含的能量值为4千卡/克。人体摄取后,会通过胃肠道中酶的消化分解作用产生葡萄糖,导致人体的血糖升高。因而要尽量控制蔗糖与麦芽糖的摄入量。

当然,糖尿病患者不应该"谈糖色变",适当食用一些低热量甜食,是有益于增强抵抗力的。且不会导致血糖升高,可以放心食用。

戒烟少酒

吸烟有害健康人人皆知,这种不良嗜好应该避免。吸烟会引起咳嗽、支气管炎、肺气肿和肺癌;吸烟会加速皮肤老化,导致产生皱纹;吸烟会引起腹泻、食欲缺乏;吸烟会引发手颤、肌肉紧张等。吸烟对正常人危害就那么大,那么对糖尿病患者又有什么危害呢?

倘若糖尿病患者的血糖控制不好,很可能发生因血管收缩而致的并发症,如心脏病、高血压等,吸烟容易使发病的概率大大增加。倘若想要摆脱高血压、心肌梗死等症状,请不要吸烟;倘若想要摆脱脑卒中,请不要吸烟;倘若想要摆脱因下肢血管闭塞疼痛难忍的状况,也要远离香烟。

糖尿病患者必须禁止吸烟,但是可以适量饮酒。少量饮酒能够起到舒筋活血的作用,有助于改善糖尿病的血管病变。但是嗜酒者一定要控制饮酒量,对糖尿病患者而言,饮酒量过多利少弊多。乙醇会使患者发生低血糖的机会增加。因为乙醇所提供的能量往往不能有效地转化成血糖,而大多转化成热能。饮酒会妨碍血脂的控制,加剧肝脏的负担,并且可能诱发脂肪肝与肝硬化。

推荐食疗食谱

1. 枸杞子炖兔肉

用枸杞子 15 克,兔肉 250 克,加水适量,文火炖熟后加盐调味,饮汤食兔肉。据药理研究,枸杞有降血糖作用。兔肉能够补中益气、止渴健脾,主要适合于肝肾不足的糖尿病患者,但肠燥胃热的人不适合食用。

2. 蚌肉苦瓜汤

用苦瓜 250 克,蚌肉 100 克。把活蚌放清水中养两天,将其洗干净以后取蚌肉,和苦瓜共煮汤,煮熟以后加入适当的油盐即可食用。据医学研究表明,苦瓜和蚌肉都有降血糖的功效。苦瓜的粗提取物含有类似胰岛素物质,可以有效降血糖;蚌肉属于寒性食物,有清热滋阴的功效。两者合用,清热滋阴,主要适合于胃阴虚有热的糖尿病患者。

3. 绿豆南瓜羹

绿豆 250 克,南瓜 500 克,切成块,加入适量的水,煮熟既可以食用。南瓜性味甘、寒、无毒,能够起到清热润燥、健脾止渴的作用。南瓜富含果胶,有助于体内胰岛素分泌,还属于高纤维素食品,含有大量的维生素。绿豆能够起到消暑、利尿以及解毒的功效,且富含人体必需的微量元素。该配方适用于消谷善饥的人,能够控制血糖的稳定性。

❀ 月经不调,饮食来调理

月经是女性朋友正常的生理现象,而月经不调也是困扰许多女性的症状。诸多原因都会导致月经不调,主要有饮食因素、精神因素以及疾病影响。月经不调可分为月经提前、经期延长、经血过量等,对健康的潜在危害很大。

月经不调,医学上叫作月经失调,属于妇科常见的疾病。处于月经期的女性朋友,往往变得焦躁不安,加之月经不调的影响,除了情绪上的波动以外,还会出现头痛头晕、失眠不安、贫血等症状,不仅影响正常的生活,若长期不加以调理会影响人体健康,严重者会诱发更多的妇科疾病。发现月经不调,要加强饮食营养的调理,养成良好的饮食习惯。

导致月经不调的因素

1. 节食导致月经不调

据相关研究显示,适龄少女只有身体脂肪含量达到体重总量的17%以上,才能够产生正常的月经初潮;只有体内的脂肪含量占总重22%以上,才可以保持月经周期的正常。若过度节食,因为摄入的能量严重不足,为了维持身体机能的平衡,只能消耗体内储存的脂肪和蛋白质,从而阻碍雌激素的合成,导致月经的异常。

2. 情绪异常导致月经不调

有些女性朋友容易发脾气,脾气太大容易伤身,若受到重大精神刺激和心理创伤,或者长期处于精神抑郁状态,极容易引起月经失调,甚至出现闭经的现象。由于月经是卵巢分泌的激素刺激子宫内膜后形成的,卵巢分泌激素又受到下丘脑与下丘脑释放激素的控制,因此,卵巢、下丘脑等区域不能正常发挥作用,就会出现月经不调的现象。

3. 寒冷刺激导致月经不调

有研究表明,妇女经期或即将来月经时受到寒冷刺激,容易使盆腔内的血管过分收缩,便会导致月经量过少甚至闭经。因此,妇女应该规律生活,起居有常,在经期要防寒避湿。另外,还应该避免劳累。

4. 嗜烟酒导致月经不调

不管是烟中的某些成分,还是酒中的乙醇,往往都是引起月经不调的重

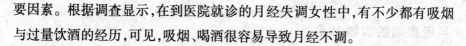

要因素。根据调查显示，在到医院就诊的月经失调女性中，有不少都有吸烟与过量饮酒的经历，可见，吸烟、喝酒很容易导致月经不调。

月经不调的危害

1.月经不调会影响生活和工作

特别是在燥热的夏季，本来人就很烦闷，而女性出现月经不调的症状，时刻都担心此次月经是否正常，大脑长期处于紧张状态，能量消耗大。

2.月经不调影响皮肤

月经不调的女性，往往肤色都比较难看，还会导致色斑和暗疮的产生。且皮肤变得干燥，虽然效果好的化妆品能够保养皮肤，但是治标不治本，所以，发现月经不调，要及时诊治，并且加以饮食调理，保证自己身体的健康。

3.月经不调可能会导致不孕症

世界卫生组织的相关调查显示，若出现月经不调现象，会直接诱发不孕症，还会使宫外孕的发生率提高。

4.月经不调容易引起妇科炎症

有调查显示，月经不调是会诱发很多妇科或其他并发症。如月经性牙痛、月经性哮喘以及宫颈炎、子宫内膜移位等。

5.月经不调会导致不良症状

如头昏脑涨、心悸失眠、周身倦怠等症状。在月经来潮期间，若月经不调（经血过量），容易产生气血亏损，导致贫血或晕厥。

月经期间饮食调理

月经来潮前容易出现心理波动，如烦躁不安、情绪抑郁等，有时还伴随着腰部疼痛，以及便秘或腹泻，应该食用能够增强肠道蠕动能力的食物，如生青菜、豆腐等，以使体内代谢平衡。月经来潮期间应该食用动物肝脏等，以便促进子宫收缩，同时也可以食用甜食，维持身体的热量，不宜食用油腻、生冷的食物。月经来潮以后，因为大量失血，容易出现眩晕、贫血等症状，为预防此类症状，可以多食用鱼，以及多筋的肉类、猪或牛肚等，以增强体质。

月经来潮的食物禁忌

1. 忌食生冷,宜食温热

中医学认为"血得热则行,得寒则滞"。在月经来潮期间,若食用生冷的食物,不但会损伤人体的阳气,而且会导致脾胃的消化功能下降,容易使体内寒气凝滞而导致气血运行不畅,继而产生经血过少和痛经的症状。很多女性天生就喜欢吃冷饮,特别是在天气炎热的时候,倘若正处于月经期,食用过冷的饮食,对经血的排出是非常不利的。

2. 忌食辛辣,宜食清淡

在月经来潮期间,容易使人感到疲劳,脾胃的消化功能衰退,食欲也大大下降。为保持营养的需要,饮食应以新鲜为宜。新鲜食物不仅味道鲜美,易于吸收,而且营养破坏较少,污染也小。月经期的饮食,主要讲究清淡和易消化,不宜食用酸辣、油炸等刺激性强烈的食物,而且过多食用辛辣刺激的食物,极易导致经血量过多。

❋ 消化系统疾病的饮食疗法

俗话说"病从口入",用于消化系统疾病最为贴切。人的消化系统是一个巨大的系统,人要生存,必须要进食,所以消化系统是维持人生命体证必需的系统。消化系统包括消化管与消化腺,若不注意日常饮食,便易引发各种消化道疾病。

人通过消化道吸收各种养分,以满足身体生长发育的需求。然而,食物在体内消化吸收的过程是个复杂而庞大的工作,这需要消化系统完成。消化系统包括很多器官,如口腔、食管、胃、肠等,它们各自具有不同的功能,只有各个器官正常协作,才能顺利实现整个消化过程。

大肠炎的营养膳食

所谓的大肠炎，也就是因为工作或生活压力过大，或者是饮食不佳、排泄不畅等因素而导致大肠出现炎症或溃疡的一种情况。对于大肠炎患者而言，关键是饮食调理，以便控制住病情，在日常饮食中，饮食搭配应当由蒸的蔬菜、鱼肉与烹煮的谷类构成，并且饭后多食用一些水果，以助人体消化吸收。要避免食用辛辣的食物，避免过度刺激消化系统，通常需要食用易于消化的食物，如米粥、蔬菜、鱼肉等，同时加上消化酶补充剂。

若是患上了肠炎，还可以通过营养补充剂来调节，包括食用复合维生素和无机盐、抗氧化合剂、消化酶配方剂等。

胆结石的膳食

胆结石是胆汁中的钙或胆固醇过于饱和而发生结晶，并最终结聚成的石块。人体的胆囊内部有胆汁，胆汁具有消化脂肪的功能，倘若胆囊管受到堵塞，脂肪就不能被正常的吸收，从而产生黄疸。人体的钙和胆固醇并不会直接导致胆结石，致病的原因在于人体处理这类物质的功能下降。有的人由于遗传基因导致胆管非常狭窄，这类人更容易发生此类疾病。卵磷脂可以帮助胆固醇的乳化，因而良好的饮食搭配，通常能够防止这类疾病的发生。药物调理可以采用含有脂肪酶的消化酶补充剂，也能增强人体对脂肪的消化能力。

胆结石患者应该多食用维生素，维生素能够促进体内多余的胆固醇转变为胆汁酸。尽量多进食一些水果，如鲜橙、苹果等，以便维持胆囊中胆汁的量，能够很好地预防胆结石；多食富含维生素 A 的食物，如绿色蔬菜、胡萝卜等。相反，要尽量少进食高脂肪、高胆固醇的食物，还不宜过多食用辛辣、刺激的食物，如辣椒油、胡椒粉、酒、咖啡等，以免导致胆囊严重收缩而引发疼痛。

胃溃疡的营养膳食

溃疡指的是胃部与十二指肠的溃疡。十二指肠与其他的肠道不太相同，极易接触到胃部分泌的胃酸。长期处于高压状态的人群很容易诱发溃疡疾病，且除了工作压力外，日常饮食中过多进食酸类食物，也会导致胃酸增多，从而引起溃疡。维生素 A 能够有效保护十二指肠的内壁，避免受到胃酸的过度刺激，因此要多吃富含维生素群的食物。

肠易激综合征的营养膳食

肠易激综合征主要指一组包括腹痛、腹胀、排便和大便性状异常的症状群，是对多种肠道疾病的综合性描述。绝大多数的致病因素，包括压力过大、食物过敏、病毒感染等都容易导致如上的症状。因为这种病症的病因特别复杂，在治疗之前务必咨询专业的营养师，在确定病因之后对症治疗，一定不能胡乱就医，更不能自作主张胡乱饮食。与其他的消化系统疾病一样，患者要多食用简单而纯净的食物，包括经过烹调的蔬菜、鱼类等食物。在发病期间，一定要避免进食小麦、咖啡、全脂乳制品等食物。

第八章
营养细节,日常饮食巧安排

　　细节决定成败,细节成就健康。与其他的事情相比,日常的饮食细节更容易被人们忽视。如果忽视了健康饮食的细微之处,长此以往,极有可能疾病缠身。疾病往往是不健康的饮食结构和不良的饮食习惯造成的,因此,只有改进日常生活中一切不健康的生活方式,重视饮食的"质"与"量",才能真正吃出美味、吃出营养、吃出健康。

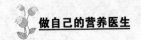

✿ 小小调味品，隐藏大学问

经济不断发展，人们的生活水平飞速提高，大多数人开始注重饮食的营养健康，为了使人们能够烹制出风味鲜美、色泽优良的食物，各种调味品在市场上随处可见。那么，做菜时，什么时候放调料好，该放什么调料，其中有不少玄机。

所谓的调味品，也就是烹饪时使用的各种配料，俗称作料，不仅能够增加菜肴的色泽和香味，使食用的口感更好，还能够起到促进食欲的作用。在种类繁多的调味品中，它们都有自己独特的味道，加上正确的使用方法，能够保持菜中营养素最大限度不被破坏，有益人体健康。

食盐的量要掌控好

食盐是人体必需的食物，食盐作为调料，不但能增加菜肴的味道，还能起到一定的防病保健功效。在日常生活中，要注意控制食盐的摄入量，根据世界卫生组织的数据，每人每天摄入盐的总量宜为6克，若过量摄入，会增加高血压、动脉硬化等疾病的发病概率。而且过量的食盐会抑制人体对其他营养元素的吸收，往往使脸部皮肤变得暗淡，且导致皱纹增多，加速人体衰老。

葱姜独特的养生功效

可以说，葱的全身都是宝，有很多人在吃葱的时候，往往会将葱叶子扔掉，其实葱叶含有大量的维生素和无机盐，有助于人体健康。很多人闻到葱的味道就难受，甚至会有过敏反应，然而，当你在烹制菜肴的时候，正是这独特的味道在经过高温时挥发，一部分味道进入到主菜中，能够使菜的味道更加香浓。因此，使用葱作为调料，能起到提味的作用。

生姜中含有姜辣素，也有强烈的刺激性气味，不宜单独食用，常常用作调味品或煮制姜汤时使用。由于鲜生姜容易腐坏，在选择的时候要注意用手指捏一下，倘若变软或者腐烂就不能再吃了，因为腐烂的姜会产生一种容易损害肝脏功能的霉素。生姜要尽量少吃，并且保持足够的新鲜。有一点值得一提，用姜片煮开水饮用，治疗风寒型感冒效果显著。

酱油富含氨基酸

酱油的味道十分鲜美，闻起来有一股淡淡的香味。酱油的香味，主要来源于其中的氨基酸。酱油是最常用的调味品之一，且受到人们的喜爱，因而市场上随处可见各种品牌的酱油，在选择的时候要关注以下三点：是老抽酱油还是生抽酱油；用作熟食还是凉拌；其中的氨基酸含量。氨基酸氮是以氨基酸的形式存在，因此氨基酸的含量多，氨基酸氮的含量也多。氨基酸是人体必需的营养元素，因而，食用适量的酱油，有助于增加人体内的营养元素。

酱油的吃法很多，有些北方人喜欢在吃饺子的时候作为蘸料食用。另外，在烹饪菜肴的时候，适量的酱油能够使菜肴味道更鲜美，而且能够起到提亮菜色的作用。

醋的摄入要适量

在日常生活当中，醋是人们最喜爱的味品之一。醋的功能可不少，在烹饪食物时添加适量的醋，能够解除肉类食物的腥味，使得烹制的菜肴更加可口；醋能够增强胃酸分泌的功能，以促进消化，但是不宜过量，以免反胃酸；醋还能起到杀菌消毒的功效。

有不少人为了增进食欲，往往大口大口地喝醋，这是一种自损肠胃的做法。因为直接喝醋，酸的浓度过大，容易造成胃黏膜的损伤，甚至食管的灼伤。特别是老年人，直接喝醋更易损伤脾胃，且醋能影响骨钙的吸收，若过量食用，会使骨质软化、脆化，严重者会容易骨折，因而专家不建议直接大量食用。另外，醋对油有稀释、中和作用，当菜肴过于油腻，可以在入口前蘸一下醋，既能增加口感，还能去掉过多的油，有助于身体健康。

醋除了基本的调味功能外，有人说具有软化血管的功能。现代医学表明,醋对血管软化的功能并不明显。若大量食用醋,很容易损伤胃。

糖类的摄入要适量

目前,市场上有各种各样的糖类,如冰糖、红糖、白糖等。女性在坐月子的时候,常常饮用红糖水滋补气血,红糖相对白糖,其纯度较低,但是这种粗加工的红糖,有时候营养更丰富。白糖属于糖类中纯度相对较高的,口感比红糖更优越,但营养价值没有红糖高。糖有很好的甜味,但是糖类属于高能量的食物,其综合营养价值并不高,一定不能过量。现在市场上有很多所谓的无糖食品很多含有淀粉,实质上,淀粉也是一种糖类,因为当淀粉进入体内,产生化学反应后会转化为葡萄糖。另外,很多号称无糖的点心,即便里面没有加入糖分,但点心中的奶油含有反式脂肪,食用过多容易肥胖或引发心血管疾病。因此,除了少食用糖以外,还要注意少食用含隐形糖分的食物。

❈ 不吃早餐的"七宗罪"

在生活节奏加快的社会,有很多人常常不吃早餐,这其中有诸多原因,如时间紧迫、想要减肥等,也有的人是因为早上不饿就图省事而不吃早餐,长此以注,危害极大,会导致胃功能下降,形成恶性循环。

民间总结经验认为,早餐要吃好,中餐要吃饱,晚餐要吃少,一日三餐,必不可少。营养专家认为,身体经过了漫长的一夜,人体内储存的葡萄糖已被消耗殆尽,因此,次日早晨是最需要补充能量的时候,倘若你认识到早餐对一天生活和工作以及身体的重要性,那就应该要养成吃早餐的习惯了。下面让我们细数不吃早餐的诸多"罪过"。

导致低血糖

平时繁忙的工作需要消耗大量的能量,其中最主要的是糖类来维持肌肉与大脑的活跃,而大量的糖类需要从食物中获取,代表食物有蔬菜、水果以及全谷类食物,若早上不吃早餐,就相当于拦截了能量的来源。糖类具有防治血糖凝滞的作用,从而保证摄取足够的能量。虽然人在夜间睡眠时代谢会变缓慢,但是经过了一夜,体内的血糖也变得很低,若不及时补充能量,血糖的浓度不足,大脑就无法正常支配身体,人会容易疲劳,而且工作难以集中精力,工作效率下降,长此以往,会导致低血糖频发,甚至记忆力衰退。

患上胆结石

对胆结石患者进行调查,结果表明,超过90%的人不吃早餐或偶尔吃早餐,可见早餐对胆结石疾病的影响之大。倘若长期不吃早餐,胆汁分泌和排出就会出现异常,一方面会加大胆囊的负担,另一方面,会使胆囊极度收缩。胆汁在胆囊长时间留存,会导致胆囊中胆汁的浓度增加,使得胆汁中胆酸含量锐减而使人体出现高胆固醇的状况,胆固醇长期在体内,便易形成胆结石。此外,喜欢吃油腻和甜食的人,容易使脂肪与胆固醇过量而引起胆结石。

因此,有营养专家建议,早餐要定时,而且要吃好,即合理搭配,营养膳食。早餐食物选择宜清淡不宜油腻,不管工作再繁忙,一定要养成吃早餐的习惯,特别不应该因睡懒觉而错失了吃早餐的时机。

患上肠胃病

不吃早餐或者早餐不规律,会打乱消化系统的生理活动,导致消化功能障碍。

早晨空腹,胃酸和胃中的消化酶会减少,长此以往,会损坏细胞分泌黏液的正常功能,从而引起各种消化系统疾病,如胃溃疡、十二指肠溃疡。另外,容易患慢性病。若不吃早餐,但身体又要代谢来维持工作需要的能量,人体就会动用甲状腺、下丘脑等腺体来维持身体机能的平衡,长此以往会影响各器官的正常功能,从而诱发很多慢性疾病。

易患感冒

英国一项实验中对 100 名学生进行跟踪调查,结果发现不吃早餐的往往更容易患上感冒或其他疾病,尤其是正处于生长发育的孩子,早餐对其的影响相当大。反之,坚持定时进食早餐的人,特别是经常进食谷类食物的人,体质往往更加强壮,抵御疾病的能力也更强,患感冒的概率较低。

患上心血管疾病

早上不进食,经过一上午的劳累,往往会饥肠辘辘,就容易在午餐上暴饮暴食,但是消化系统难以完全有效吸收,过剩的能量就会在皮下组织堆积,从而转变成脂肪,容易引发肥胖症。伦敦圣乔治医院营养专家凯瑟琳·柯林斯说,长期不进食早餐,低密度的脂蛋白会在血管内壁中沉淀,增加了动脉硬化的发病率。除此之外,不吃早餐会增加心肌梗死的发病率。

患上妇科疾病

据专家介绍,女性不吃早饭,有的是为了减肥,有的是因为上班时间很紧张,还有的是其他原因。不论什么原因,不吃早饭对女性身体损害较大。

不吃早餐容易患妇科病,特别是月经不调。爱美之心,人皆有之,女性朋友更是如此,为了身体呈现美丽的曲线,绝大多数女性都会通过节食的方式保持身材,因而不敢吃早餐,这却容易诱发生殖系统疾病。特别是在低温的冬季,若早上的能量补充不足,会加重女性体寒的情况。当人体的气血不足,会使盆腔内的血管收缩,致使卵巢功能紊乱,从而导致月经失调症状,严重者会导致闭经。

牙齿受损

最近美国科学家进行研究,结果显示在 2 ~ 5 岁的年龄段,时常不吃早餐的儿童,患蛀牙的风险是吃早餐儿童的 4 倍还要多。因为,不爱吃早餐的儿童在感到饥饿时往往喜欢求助于零食，容易形成一遇早餐就厌恶的条件反射，而且零食中的高糖分给蛀牙的发生创造了环境。所以，一定要养成吃早餐的习惯，还要吃得健康。

健康早餐应包含脱脂的牛奶、酸奶或乳酪（3 岁以下儿童可吃不脱脂的乳制品）和粮食制品，如燕麦片粥、全麦面包、水果（水果制品）或果汁。

每顿七分饱，健康缓衰老

人们每天都在进食，有的人长寿，有的人早逝，这除了先天的遗传基因、运动锻炼等因素外，跟日常的饮食习惯也是密不可分。食疗养生之道，最忌暴饮暴食，吃饭保持七八分饱，能够保持健康，延年益寿。

古代中医认为，想要身体健康无恙，需要保持三分的“饥”与“寒”。美国科学家针对猴子开展过这样的实验：将 200 只猴子分为两组，每组 100 只，其中一组喂养足够的食物，随便给它们吃，而另一组则定时定量供应，保证有足够的营养即可，进行十多年的跟踪调查。结果显示，随便吃食物的一组大多患上了高血压、肥胖症等“富贵病”，并且死了一半，而定时定量的一组保持健康的身体，且基本都存活了。可见，饮食过量影响猴子的健康，对人也是如此，日常餐饮保持七八分饱为宜。

适当节食延年益寿

有不少人都不知道适当节食的好处，反而常常不加节制、暴饮暴食。根据医学专家研究，人在进食以后，大脑中的纤维芽细胞生长因子会增多，甚至会高达进食前的几万倍，当该生长因子太多，便会使大脑出现动脉硬化，加速生命衰亡。在美国麻省理工学院，人们研究发现，在人的体内有某种基因编码，在人体热量相对较少时，该基因编码中的蛋白质会变得多起来，从而实现抑制细胞的衰老的作用,这就是适当节食延年益寿的原因。

吃饭只需要七八分饱,已经得到现代科学的证实和认可。传统中医认为,养生需要七分饱,这种古代和现代的观念不谋而合,可见其重要性和科学性。根据人们对动物进行实验,依照正常饮食量的标准,在其基础上减少30%~40%,可以增加30%~60%的寿命。在老龄化速度加快的今天,高龄人群越来越庞大,若都能做到饮食七分饱,那么,健康、长寿就在我们眼前。

养生禁忌大开吃戒

不管中国还是西方,人们都认识到了吃饭七八分饱的重要性,但是,在日常生活中,能够真正坚持做到的不超过20%。特别是在每逢佳节、朋友宴会等场合,在满桌美味佳肴的诱惑下,往往大开吃戒,不知不觉损害了自身的健康。

为什么这个很好的养生观念难以实现呢?因为在很多中国人的心目中,认为吃不饱饭、挨饿受冻,会引起很多疾病。特别是中老年人,绝大多数都经历了"衣不蔽体,食不果腹"的年代,吃不饱饭当然会导致营养不良和身体体质下降,从而引起很多疾病。但是,如今人们生活好了,不再担心能否吃饱的问题,而是如何吃出健康的问题。因此,要改变传统观念,才能做到合理膳食。

但是,从事体力劳动的人群,往往需要消耗大量的能量,他们认为若饮食只有七八分饱,根本就难以完成工作,实际上,可以变通一下,在吃饭的时候给肚子留出一些活动的空间,等肠胃得到一定程度的休息后,可以再补充一些营养副食。如可以在两餐中间吃点瓜子、花生或核桃,甚至是加一餐来补充能量,这就不用害怕吃不饱了。

饮食养生要讲究方法,如过河须乘船,船是好工具,而食疗养生,七八分饱便是好方法,按照以下方式,能够保证实现"七八分饱"而不至太饿。

首先,适当多喝汤。古时有句话说:"吃饭先喝汤,不劳医生开药方。"从中不难看出一定的奥妙之处。每餐进食过程中,适量的汤有助于促进食物的消化,而且,先喝汤容易使人产生饱腹感,能在一定程度上阻止人过量进食。其次,尽量多进食蔬菜类,少摄入高脂肪的肉类,即使吃饱,也不容易得肥胖症。最后，饭前进食适量的适宜饭前吃的水果。倘若某顿餐相当的丰盛，大鱼大肉很多，自己又抵不住美食诱惑，最好先吃些水果，有了一定的饱腹感，不致在正餐上吃得太多。

七八分饱防止许多疾病

从医学角度而言，七八分饱有益健康，能够预防很多疾病。

1. 保养胃部

中医养生认为，治疗胃病最关键的是饮食调养，胃就像一座永不停息的机器，是食物消化吸收的必经之地。倘若暴饮暴食，便会增加胃部消化的负担，以致胃部得不到充分的休息，容易造成胃黏膜的机械性损伤，因而，七八分饱有助于胃部保养，防止或调养胃病。

2. 预防癌症

吃得过饱，往往是导致肥胖的原因，而肥胖会增加患癌的危险，因此，控制食量，避免肥胖，是预防癌症重要途径之一。

3. 避免"富贵病"

倘若体内的营养过剩，会增加各个脏器的负担，甚至诱发糖尿病、脂肪肝等诸多疾病。

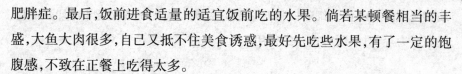 细嚼慢咽是饮食健康之本

随着生活节奏加快，古代寓言故事中的"囫囵吞枣"在人们日常饮食中随时可见。特别是很多上班族，因为迫于时间紧张，经常几口吃完便去上班。另外，电视节目中不乏大胃王快速进食的精彩表演，但是，细嚼慢咽才是健康的饮食指导。

当老年人的年岁增大，口腔中唾液分泌会减少，口腔黏膜和胃黏膜都基本会出现萎缩，导致消化功能不足，除了多进食易消化的食物外，还要养成

细嚼慢咽的好习惯。细嚼慢咽有什么好处呢？它能够避免肥胖、保护胃肠、提高视力等，对健康有重要的作用。

细嚼慢咽避免肥胖

饮食过快会影响人体健康。倘若体重是正常的，每餐进食量应该与胃容量和食欲相吻合。当胃部食物不足时，便会将信息传递给大脑，经过大脑对信息的处理，人便会知道自己已经饿了，需要进食了。因而，若进食过快，又由于大脑接受反馈信息的滞后性，没有收到吃饱的信息，即便你已经吃饱了，也会继续进食而造成饮食过量，进而导致肥胖。因此，细嚼慢咽有助于节食减肥。

有人对肥胖患者进行试验，给他们食用较坚硬的食物，只有咀嚼才能下咽，经过半年以后，其体重下降 4 ~ 5 千克，可见细嚼慢咽对控制肥胖有重要作用。因而有专家建议，每口饭应尽量多咀嚼，每顿进食用时在 20 ~ 30 分钟为宜。

细嚼慢咽增进视力

有调查显示，长期喜欢吃软食物的人，非常容易患近视。日本科学家制作出一种三维模型，分别将古代人、现代人和未来人的脸部进行比较，经过推演显示，脸部笔画最大的部位是下巴和眼睛的周围。负责研究的堤幸贞美认为，现代生活的食物制作越来越精细，根本不用人们太用力咀嚼就能咽下。人的咀嚼能力变得越来越弱，脸部骨骼发育的程度降低，使得下巴周围和眼窝下陷，从而容易患上近视眼。

在美国科罗拉多州立大学，有专家发表论文称，精制的面粉和谷物、白糖等，会导致胰岛素分泌增加，从而影响眼球的发育，是导致远视和近视的重要因素。当人们食用较硬的食物时，颌面部的肌肉收缩力加强，经过牙齿传入中枢神经的冲动信号也增强，同时，对人体的其他随意动作、中枢神经系统的调控功能也相应加强。所以，喜欢进食硬食的人，其视力、体质等状况往往都较好。

细嚼慢咽更加健康

医学研究显示，在用餐时细嚼慢咽，有助于唾液分泌，而在唾液中，含有名为"腮腺激素"的成分，有强化肌肉、血管、结缔组织的作用，同时增强软骨与牙齿的活力，还有延缓衰老的作用。伴随着年龄的增长，大约到 30 岁，能够分泌腮腺激素的舌下腺开始萎缩。想要活化其分泌激素的功能，多咀嚼是最有效、最简便办法。

细嚼慢咽还能防癌。实验表明，当口腔在咀嚼食物时，会伴随唾液的分泌，唾液中富含淀粉酶，有助于增强消化；唾液中还有足够的溶菌酶，能起到的抑菌、消毒的功效；唾液还能中和、减少食物里的致癌物质，因而，多咀嚼能够预防癌症。

总而言之，进食速度要放慢，用餐时间要足够。细嚼慢咽的基础就是要给自己留出足够的时间（30 分钟左右）进食。如前所述，进食过快，容易造成饮食过量的情况，因此，细嚼慢咽可以使大脑得到准确的胃部信息的反馈，感觉饱了便可以不吃了。特别是工作繁忙的人群，无论如何也要尽量留下足够的时间进餐。

❁ 不宜空腹食用的食物

众所周知，人们常说的"病从口入"，主要是指食用不干净的食物，导致病菌进入人体，从而影响人体的健康。实质上，这句话也可指其他不良的饮食习惯有损健康，如有些食物不宜空腹食用，容易对肠胃造成伤害。

根据医学研究表明，空腹不宜吃过凉或者过于辛辣的食物。如空腹吃山楂、柿子，柿子富含果胶、柿胶酸及多种可溶性收敛成分，空腹进食容易与胃酸发生化学反应，生成难以溶解的物质，堵塞胃肠，长此以往，会形成"胃石"。空腹不宜进食的食物很多,如香蕉、柑橘、糖果、白酒等。

饮料类

代表食物有浓茶、浓咖啡和烈酒。其主要对胃黏膜有很大的刺激作用,易导致人体消化功能下降。所谓的空腹,也就是两餐之间没有吃任何东西,胃部处于空的状态。

1.空腹不应该喝浓茶

因为此时茶中的某些物质易被过量吸收,如咖啡因与氟。咖啡因易使人出现心慌、头昏、手脚乏力的状况,在医学方面,人们称其为"茶醉"现象。氟假如在体内蓄积过多,则容易导致肠道疾病,影响肾功能。若出现茶醉现象,应该立刻吃一块糖或者饮用一定量的糖水,能够缓解上述状况。

2.空腹不宜饮用咖啡

咖啡中含有大量的咖啡因,这种物质会使交感神经受到刺激,影响人的食欲。除此之外,因为胃部受到刺激而胃液分泌异常,刺激空胃,对胃溃疡等患者不利。喝咖啡最适宜在饭后。

3.空腹不宜饮酒

空腹饮酒后,乙醇很大一部分直接被吸收而进入血液当中,容易使人麻醉,严重者出现酒精中毒而危及生命。在国外,曾对 15 000 名意大利人开展调查研究,其中一部分为喜欢空腹饮酒的人群,另一部分则为只在用餐时饮酒的人群。结果发现,空腹饮酒人群的死亡率远远高于非空腹饮酒的人。倘若长期在空腹时饮用乙醇浓度超过40%的烈酒,人体内的氨基酸与叶酸会严重缺损,并且乙醇会抑制蛋氨酸和叶酸的吸收,很容易引发结肠癌。与此同时,空腹饮酒使得血液的乙醇浓度加大,对肝脏的损伤就越大,因而对人体的伤害也越大。

酸性水果类

代表食物有柿子和山楂。由于这类食物中含有鞣酸,容易导致胃石症。

鞣酸也叫单宁酸,能够刺激胃黏膜而引起恶心和呕吐的症状。鞣酸广泛存在于很多食物中,在吃水果的时候都感觉到很涩的味道,往往是因为含有鞣酸。

过量食用柿子等富含鞣酸的水果,容易导致胃石症。胃石症属于急性的胃部疾病,临床症状为饱胀、隐痛、食欲缺乏,还容易出现恶心、呕吐的症状。胃石症还会出现很多并发症,如胃黏膜糜烂、溃疡、出血等,严重者会发生胃穿孔及腹膜炎。

目前,在大多数的胃石症患者中,绝大部分是植物性胃石症,基本是大量食用含有鞣酸的食物导致的。诸如柿子、山楂、黑枣等,特别是没有成熟的果实,鞣酸的含量很高,因而对人体的影响也最大。

刺激性食物

容易对肠道造成刺激的食物,不宜空腹进食,这类食物主要为生冷、辛辣的食物。如冷饮、辣椒等。在炎热的夏天,很多人仍坚持进行体育锻炼,能量消耗巨大,容易处于空腹的状态,若过量饮用冷冻的饮料会对胃黏膜造成刺激而导致血管收缩,长此以往,便会患上胃炎。同时由于胃部骤冷刺激心脏,易导致人体器官突发性的挛缩,女性出现这种情况,便会引起内分泌失调、月经紊乱等病症。因而,想要饮用冰冷的饮料,应该选择在两餐的中间饮用,空腹时、饱餐后或者大汗淋漓时,都不应该马上喝冷饮。

高糖性食物

大多数糖属于极易消化吸收的食物,空腹时过量进食高糖的食物,容易导致血糖骤然升高,因为体内胰岛素的分泌不足,且糖属酸性食品,若空腹进食,容易破坏机体内的酸碱平衡和各种微生物的平衡,妨碍身体健康。

柑橘中富含糖分和有机酸。空腹进食以后,便会导致胃酸增加,引起脾胃不适、泛酸等症状。除此之外,如白糖、点心、红糖等食物,同样属于高糖类食物,不宜空腹进食,否则会导致血糖骤然升高,破坏体内的酸碱平衡,往往会有胃灼热、泛酸的症状,对胃部造成重大的伤害。

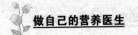

❋ 延年益寿少不了的食物

　　古往今来,不论是哪个阶层的人,都希望自己能健康长寿。如中国古代的秦始皇,他为了长生不老就派涂福东渡寻找仙丹。人当然不可能长生不老,但是可以延缓衰老,其中有很多食物就是延年益寿的"仙丹"。

　　我们多学习一些常识,便能够做自己的营养医生,使自己真正能吃出营养、吃出健康。不少蔬菜和水果等都有不错的养生功效,需要人们择优而食,能够起到有病治病、无病养生的效果。不妨细说这些具有良好养生功效的食物。

绿茶:儿茶素有益健康

　　经过研究发现,绿茶茶叶中含有一种名为"儿茶素"的成分,这种物质属于抗氧化物,非常有助于人体健康。曾经有专家对 40 000 名日本成年人进行跟踪调查,结果发现,相对于每天不喝茶水或只喝少量茶水的人群,倘若每天喝五杯以上茶水的人群的死亡率较低。另外,有专家又做了一个调查,他们将被调查者分成两组,在经过 12 周以后,经常饮用富含儿茶素的绿茶,他们的体重都得到了不同程度的控制和降低。研究结果表明,儿茶素能增强人体代谢。还有红茶、白茶、乌龙茶等都能起到相近的功效。

鸡蛋:蛋白质补充能量

　　鸡蛋是人们最熟悉的食物,含有大量的能量,在每个鸡蛋中,大约含有 6.3 克高质量的蛋白质。有研究发现,在进食早餐的时候,若食用鸡蛋来代替糖类,能够迅速减肥。同时,多进食鸡蛋能够补充一定量的维生素与无机盐,这些维生素中包括维生素 B_{12}、维生素 A、维生素 E 等。另外,有分析显

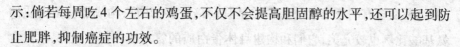

示:倘若每周吃4个左右的鸡蛋,不仅不会提高胆固醇的水平,还可以起到防止肥胖,抑制癌症的功效。

鳄梨:含最健康的脂肪

鳄梨是一种非常好的养生保健食物,它含有世界上最健康的脂肪——单不饱和脂肪酸。与饱和脂肪酸有很大的区别,这种脂肪有一个碳原子双键,正是这种独特的结构,决定了鳄梨对人体健康的巨大益处。大量的研究显示,单不饱和脂肪酸既能够改善胆固醇水平,也可以改变血液中三酰甘油的量,因而大大降低了患中风和心脏病的概率。对于减肥者而言,在减肥期间也不用担心体重反弹,因为单不饱和脂肪酸与体脂之间并没有因果联系。具备同样功能的食物有:花生油、橄榄油、菜籽油等植物油,还有花生酱、芝麻酱等。

杏仁:可增强记忆力

杏仁当中含有大量的油酸,有统计显示,在1盎司杏仁中(20粒左右),含有将近9克油酸,这种物质有益心脏健康。同类食物中如花生、核桃等也含有油酸,但是含量均比杏仁少。油酸属于单不饱和脂肪酸,非常有益人体的健康。有研究显示,其还有增强记忆力的作用。在美国的加州地区,人们做一项大鼠的实验,当大鼠进食油酸以后,在走迷宫的时候,它有更好的定位能力,这就是增强记忆力的外在表现。以此类推,当人食用杏仁后,能够对人的记忆力产生积极的影响。

现在,很多坚果市场上都能见到杏仁,通常只当作零食食用。杏仁也富含纤维与蛋白质,正是这种物质给人提供能量,进食杏仁能给人较好的饱腹感,而且人不容易变饿。具有同等功效的食物有花生、芝麻、核桃、胡桃等。

藜麦:完美的营养比例

藜麦被认为是一种营养价值非常完美的食物。藜麦柔软、香滑的口感很容易被大家接受,而且烹调起来非常简单,通常15分钟左右便可以做好。

藜麦含有丰富的营养素,其他的谷物的营养程度远远不及它。与糙米

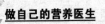

相比,藜麦含有的纤维素与蛋白质是其两倍之多,并且,构成那些蛋白质的氨基酸比例也较完美,它们和构建身体蛋白质的氨基酸相似。此外,藜麦含有少许的脂肪酸与糖类,有助于控制血糖水平的稳定,在减肥期间食用比较不错,特别是糖尿病患者的上佳食物。具有同等功效的食物有薏米、燕麦、小米等。

柿子椒:强大的御寒功效

辣椒的种类繁多,而且它们都含有抗氧化物,而鲜红色、黄色与橘色的辣椒中的含量较多。辣椒之所以呈现红色或橘色等,是因为其中富含胡萝卜素。同样,如西红柿、胡萝卜等呈现红色,都是因为他们含有胡萝卜素。这些色素对人体健康有巨大的价值,能增强免疫功能,改善细胞间的交流,减少太阳光造成的损害,降低某些癌症的发病率。若敢于吃辣的食物,不妨在烹调时加入一定量的辣椒,不但能够防治某些疾病,而且能增加菜肴的口感,具有开胃消食的功能。值得一提的是,柿子椒中含有辣椒素,其属于暖身的植物化学物质,有御寒的功效,而且能缓解头痛以及关节痛,同时可以增强新陈代谢。

❈ 饭后走动有诀窍

饭后百步走,健康又长寿,长久以来这成为健康长寿的金科玉律。如今却有人对于饭后走动的观点提出了不同的意见。其实饭后适当走动对身体是有好处的,关键是要具体分析,知道饭后该怎么走、该什么时间走,才能从饭后走动中受益。

众所周知,饭后就坐定或卧床,容易导致体内热量的堆积而引起肥胖和其他诸多疾病。饭后适量的运动有助于消化,对人体健康有不少好处,但是,若没有把握恰当的时机,没有选择合适的运动,不但不能实现养生的目的,相反会有损身体健康。

稍事休息后走动有助消化

中医认为,脾胃是人生存之本,人类健康和脾胃有密切联系,通常采用"以动助脾"来维护脾胃。古代人们说"饱食勿便卧"。这是告诉人们在饭后不要马上休息,因为刚刚吃饱后,躺在床上会消化迟缓,从而妨碍肠胃功能。然而,若饭后立即做剧烈的运动,又会使得血液向四肢流去,血液流通不均衡,进而会导致胃部对食物的消化能力下降。所以,饭后进行适量和缓的活动,有助于胃肠的蠕动,增强人体的消化能力。

但是,饭后运动要有一定的间隔时间,并不是饭后马上缓慢散步,通常需要在饭后 20 ~ 30 分钟才适宜进行。能增强胃肠消化液的分泌,促进胃肠蠕动,从而提高胃的整体消化能力,能最大限度地将食物转变为人体需要的能量。

饭后剧烈运动有害健康

刚刚吃完饭,不宜立刻剧烈运动,因这样会使血液更多地分散于躯干、四肢等活动区域,导致胃动力不足。在这个时候,也不宜马上做对灵敏性与准确度要求较高的活动,比如驾驶就需要更多的精力,其危害是不言而喻的。一位美国保健学会的专家认为,在诸多的车祸中,有不少司机是刚吃完饭就驾驶,在驾驶过程中,饱腹增加了胃部的负担,而且血液流通不畅,大脑有时会出现缺氧的状况,使人无法集中注意力,驾驶时的反应迟缓,从而引起车祸。

不适立即走动的人群

我们都说,饭后走动要把握时机,还需要注意适宜的人群,并非人人都适合饭后走动的。通常体质较弱的人,特别是胃下垂的患者,饭后不宜散步,即便是缓慢的活动也应该适量。由于饭后胃内食物充盈,倘若马上进行直立性活动,便会加剧胃部的振动,加重胃的负担,进而加剧胃下垂症状。对于这类患者该如何做? 有专家认为,最好的方法是饭后平卧 10 分钟左右。

此外,如患有肝病、冠心病等也忌饭后运动。

特别是在低温的冬季,室内外的温差往往很大,在室内进餐热量比较充足,身体比较暖和,若马上起身匆忙出门,当身体受到寒风的刺激,汗腺和皮下组织中的毛细血管骤然收缩,极易导致风寒头痛。因而,饭后要适当静坐,最好能够闭目养神30分钟左右,然后再做适当轻缓的运动,才能真正达到运动养生保健的目的。

饭后散步要对症下"药"

散步能够刺激大脑皮层、增强大脑的调节功能,有助于消除疲劳,使人的心理和身体都得到放松。同时,人们在散步的时候,腹部肌肉收缩功能会得到加强,而腹壁肌肉来回运动,能够对胃肠起到隐形的按摩作用,有助于肠胃的消化。

饭后散步,要讲究一定的技巧。对体质较好的人群,可以适当加大走动的步伐,以使全身活动开来,增强人体代谢能力,从而实现强身健体的目的。

糖尿病患者在饭后运动的时候,挺胸摆臂,用力甩腿,有效防止饭后血糖增高的状况。对高血压患者而言,步速以中速为宜,尽量挺直身躯,减轻胸部受到的压力,妨碍心脏的正常功能。冠心病、心脏病等心脑疾病患者,长期坚持运动,有助于冠状动脉侧支循环形成,可以改善心肌代谢。但在饭后休息的时间要比普通人多,避免引起心绞痛。

❀ 营养进食,须有条不紊

一日三餐,需要重视质与量,这点随着经济水平的发展,绝大多数人都已经做到。其实,除了食物的质量不能忽视,且进食顺序也不可小看。根据传统习惯,人们习惯餐后吃水果、餐前先喝汤等,那么到底怎样的进食顺序才健康,我们可以做一番分析。

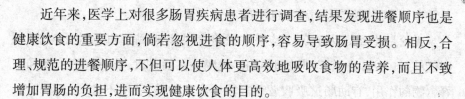

近年来，医学上对很多肠胃疾病患者进行调查，结果发现进餐顺序也是健康饮食的重要方面，倘若忽视进食的顺序，容易导致肠胃受损。相反，合理、规范的进餐顺序，不但可以使人体更高效地吸收食物的营养，而且不致增加胃肠的负担，进而实现健康饮食的目的。

水果类，最好在两餐间进食

由于很多水果富含糖分，且大都属于单糖，在餐前食用，更容易被消化道吸收，对于血糖较低的人，能够迅速及时地补充能量。此外，水果富含膳食纤维，这种食物能够让你产生饱腹感，而使食欲降低，那么，等到正餐的时候，人们的进食量会大减，导致其他必需营养的摄入减少。

餐后吃水果是很多人养成的习惯。实质上，在正餐中已经进食了足够的食物，若再进食水果，水果中大量的糖分会导致体内血糖浓度升高，尤其会加剧糖尿病患者的病情，同时还会加重肠道的消化负担。

两餐之间是进食水果的最好时间段。通常而言，每天以下三个阶段最适合吃水果：上午 9～10 点，下午 3～4 点，还有睡前 2 小时。每天每人应该吃 1～3 次水果，绝大多数水果都可以，而且在数量上没有严格要求，自身感觉合适即可。水果是高糖食物，因此糖尿病患在餐前和餐后都不宜进食，而在两餐间，就可以适当进食 200 克左右水果，如苹果、梨、西瓜等，以增强消化能力。

汤类，可以在餐前饮用

虽然都是汤类，但是有各种各样的制作方法。

1. 清淡汤

清淡汤通常使用瓜果、蔬菜来煮，营养十分丰富。如白菜汤、青菜汤、丝瓜汤等。这类汤口感比较清淡，而且营养价值高，基本上人人都适合饮用。

2. 浓缩汤

浓缩汤主要以肉类、骨类炖制为主。材料有猪骨、鸡脚、去皮的肉类等，这类汤含有大量的饱和脂肪酸，汤味鲜美。但浓缩汤比较肥腻，且汤中易含有大量的嘌呤，痛风病患者应当远离。此外，过于油腻的汤不宜老人、小孩及孕产妇食用,肠胃疾病患者也不宜。

　　无论是什么类型的汤,都应该在餐前食用,以唤醒胃部的消化功能,同时能够对口腔和肠道起到滋润作用。先喝汤然后进食,能够起到溶解和稀释食物的作用,有助肠道吸收营养。需要注意的是,餐前不宜喝过量的汤,否则消化液过分稀释,会降低人体的消化吸收能力。同时,由于胃部的容量不变,过多的汤会使正餐不能正常摄入,导致能量不足或营养不均衡。

酒水类,不要空腹饮用

　　酒类不应该空腹饮用。由于酒中主要含有乙醇,进入肠道很容易被胃肠直接吸收,会快速进入血液流通,并且导致血液中乙醇浓度超标,而引起头昏脑涨的状况,长期空腹饮用,更容易引起乙醇中毒。此外,对于采用胰岛素治疗的糖尿病患者,还容易出现严重的低血糖。因此,有饮酒习惯的人,在饮酒之前,一定要先吃少量的饭菜或主食,这些食物能提供糖类、蛋白质以及脂肪,能够减低乙醇对胃肠的直接刺激,避免乙醇中毒的状况。总之,少量的饮酒有益身体健康,但过量饮用则百害而无一利。因此,饮酒一定要注意控制量。

　　饮料最好在两餐之间饮用,而且要适量。应特别注意的是,大人应尽量少给小孩喝饮料。由于小孩的肠胃功能没有发育完全,大量饮用饮料以后,便会增加肾脏负担,很容易诱发腹胀、腹泻的症状。另外,在进食热食的时候,应该尽量少喝冰冷的饮料,饮料和热食一同进入体内,会使胃部受到过度刺激,以致胃痉挛、胃炎和胃痛。

茶水,不宜随饭一块喝

　　传统中医学认为,茶具有良好的养生功效,能够降暑止渴、调节体温、解除疲劳,同时起到消食解腻、增进食欲的功效,但茶不宜在进餐时饮用,而最好在餐前或餐后饮用。倘若在进餐时喝茶会抑制人体对常量元素(如钙等)和微量元素(如铁、锌等)的吸收。此外,牛奶或奶制品类食物不要与茶混合饮用。因为茶叶含有茶碱和丹宁酸,这类物质与奶类制品中的钙元素产生反应,生成不溶解于水的钙盐,以废物的形式排出体外,大大降低了奶类制品的营养价值。饮茶也须适量,且浓度不宜过高。若茶隔夜,就不应该再饮用了,因为隔夜茶含有更多的咖啡因,容易导致体内钙的流失,同时会对神经造成较大的刺激,影响睡眠质量。

推荐三餐进食顺序

一日三餐是必不可少的,我们既需要实现营养均衡,又要掌握好正确的进餐顺序。

首先,先进食蔬菜类的食物。尤其是对于肥胖患者,想要减肥的话,一定先吃低热量的食物,如蔬菜就是低热量的食物,且富含膳食纤维,能够起到开胃的作用。

其次,可以喝一些汤。在进食一定量的蔬菜后,喝汤能够增加体内的水分,可以增强食物的消化吸收,同时给人一定程度的饱足感。但需要注意进食清淡的汤,避免过于浓而腻的汤。

最后,补充主食,如米饭、肉、鱼等食物。在经过前两步以后,能感觉到胃达到半饱的状态。吃主食可以补充足够优质蛋白。但是主食要避免煎炸的食物,因为煎炸食物不但会使热量增加,而且会吸收更多的致癌物。对高蛋白的食物,可以采用卤、蒸或炖的烹调方法。

✿ 饮食太烫,身体易"受伤"

每到寒冬时节,为了抵御寒冷,无论是在饭店还是自己家中,人们都喜欢吃比较热的食物。滚烫诱人的麻辣火锅、垂涎欲滴的热汤、热乎乎的水饺……殊不知,过于滚烫的食物,对身体的损伤是很大的,容易引起食管癌等疾病。

温度对人的生存具有微妙作用,有适宜的温度,生命能够更好地生存。热量对某些疾病也会产生微妙的生物学作用。根据试验证明,温度对肿瘤

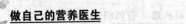

细胞会产生一定的影响,肿瘤细胞的致死温度临界点为 42.5 ~ 43℃,在这个温度范围内,肿瘤细胞会受到抑制。还有调查显示,经常食用热食的地区,往往是食管癌高发区。因此,为了保证身体的健康,一定要避免进食太烫的食物。

饮食过烫直接危害身体

经常进食过烫食物,口腔与消化道成了最直接的受害者。在进食的时候,当感到烫嘴而立刻下咽到肚子中,也就没有那么烫了。也许绝大多数人都不清楚,口腔黏膜、食管黏膜和胃黏膜都非常娇嫩,当食物温度达到 60 ~ 70℃,容易造成口腔黏膜急性烫伤。倘若不小心喝了一口滚热的汤,极易导致口腔黏膜发红充血,并且口腔会被烫起泡,既而引发口腔溃疡。

俗话说"心急吃不了热豆腐"。其实这也是一种饮食观念。倘若匆忙进食过烫食物,便会把舌头以及口唇烫伤,从而影响继续进食。总之,过热饮食会导致很多疾病,如口腔黏膜溃疡、热过敏性牙痛等;还会导致舌体的味蕾受到损害,味觉敏感度下降,即使再香的食物也难以尝出味道;若食管黏膜上皮受到太烫的食物刺激,可能会出现糜烂、炎症等不良症状。

饮食过烫引发癌症

长期食用过烫的食物,容易使食管黏膜上皮受损,导致黏膜上皮发生破损等,诱发诸多病变。最重要的是,当黏膜上皮长期受到热食的刺激,便难以愈合,非常容易反复增生,增生肿瘤发生癌变,便会成为食管癌。长期过烫的饮食,还容易损害胃黏膜,容易引起胃炎、胃溃疡,且容易使胃黏膜代偿性加快增殖,从而产生癌变。尤其进食过烫的煎炸类食物,因为煎炸类食物本身就可能含有一些致癌物质,当胃黏膜受到损伤以后,这些致癌物质更容易进入体内,大大增加胃癌的发病概率。

常吃烫食不利消化

食用过烫的食物,不利于人体消化吸收。人体的温度通常在 37℃ 左右,口腔与食管通常可以承受 50 ~ 60℃ 的温度,若温度达到 80℃ 左右,自己都能

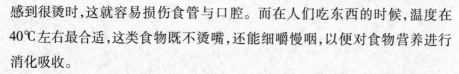

感到很烫时，这就容易损伤食管与口腔。而在人们吃东西的时候，温度在40℃左右最合适，这类食物既不烫嘴，还能细嚼慢咽，以便对食物营养进行消化吸收。

由于食物太烫，人们为了减少食物在口腔中的时间，往往会选择快速咽下。食物对口腔的刺激减少，进而出现唾液分泌不足，加上唾液和食物未经过充分的混合，会影响食物的吸收。

过多食用麻辣烫危害多

麻辣烫色、香、味俱全，历来是人们的最爱的食物，甚至有很多时候，女性喜欢经常食用麻辣烫。麻辣烫主要以麻辣为主，具有开胃的功效，能增强食欲，但是过于辛辣和油腻，容易引发尿酸高与血脂高的症状。麻辣烫除了容易损伤肠胃，过度的高温使食材中的营养成分受到破坏，导致维生素、无机盐等营养的缺失，且会导致亚硝酸盐、草酸等成分增加，不利于人体健康。

不烫不凉护胃肠

肠胃是食物消化的基础，若肠道出现异常，即便进食再多的食物，也无法获得足够的营养，因此，要注意对肠胃的保护。肠胃保护需要注意日常饮食的温度，在烹制食物时，尽量不要以炸煎的方式制作。而在进食的时候，若食物过烫，应该适当降低温度，以进入口腔感觉不凉也不烫为宜。根据很多人的饮食习惯，不论是进食过凉的或是过热的食物，都会对肠胃产生不良的刺激。因此饮食要合理控制温度，并且细嚼慢咽。

当然，保护肠胃还需要注意饮食结构。每天在保证食物总能量的前提下，要注意调整自己的饮食结构，尽可能丰富食物的种类，不能缺少蔬菜、水果，减少肉类食物的摄入量，一定要尽量避免营养不足和不均衡的状况。通常而言，人们在每天的饮食中，每人需要食入的肉蛋类总量约2～3两，就能够满足人体营养的需要，倘若一次进食大量的肉，会使肠胃的负担加重，引起消化不良，从而影响胃肠对食物营养的吸收。